U0214728

组织编写　福建省三明市沙县区中医医院　福建省三明市农业学校

沙县小吃传统药膳

刘金章

黄念雪

刘艺芬

主编

海峡出版发行集团
THE STRAITS PUBLISHING & DISTRIBUTING GROUP

福建科学技术出版社
FUJIAN SCIENCE & TECHNOLOGY PUBLISHING HOUSE

图书在版编目（CIP）数据

沙县小吃传统药膳/刘金章，黄念雪，刘艺芬主编.
—福州：福建科学技术出版社，2023.11
ISBN 978-7-5335-7092-7

Ⅰ.①沙… Ⅱ.①刘…②黄…③刘… Ⅲ.①药膳－
沙县 Ⅳ.① R247.1

中国国家版本馆 CIP 数据核字（2023）第 210314 号

书　　名	沙县小吃传统药膳
主　　编	刘金章　黄念雪　刘艺芬
出版发行	福建科学技术出版社
社　　址	福州市东水路 76 号（邮编 350001）
网　　址	www.fjstp.com
经　　销	福建新华发行（集团）有限责任公司
印　　刷	福建新华联合印务集团有限公司
开　　本	787 毫米 ×1092 毫米　1/16
印　　张	16.25
字　　数	260 千字
版　　次	2023 年 11 月第 1 版
印　　次	2023 年 11 月第 1 次印刷
书　　号	ISBN 978-7-5335-7092-7
定　　价	68.00 元

书中如有印装质量问题，可直接向本社调换

编委／名单

顾　问

万小英　　谢显金　　王凤春　　林裔丰　　黄建星　　谢小红

罗秀贞　　花旺春　　罗世钦　　谢阳军　　黄书盛　　江文林

陈文优　　胡安生

主　编

刘金章　　黄念雪　　刘艺芬

副主编

郑寿儿　　肖家盛　　刘建福

编　委

连健儿　　林新钰　　吴德煊　　陶　颖　　林胜男　　黄盛荣

肖　凌　　吴文浩　　倪　健　　官家鹏　　邓家富　　陈桂华

郑君强　　陈永明　　谢文峰　　林添雄　　安　昌　　林青青

温秀萍　　罗庆奇　　林保灯

序

人之养身，饮食为要。

中医药膳是传统中医学与饮食文化相结合的产物，其根源于药食同源的思想，将多种动、植物食物互相配伍，取长补短，充分发挥饮食对人体的积极影响，既能满足人们对食物的追求，又具有一定的疗效，变良药苦口为良药可口。沙县小吃药膳常用植物资源丰富，可选择药材较多，功效显著，具有进一步的研究价值。

自2021年以来，沙县小吃从业者牢记习近平总书记对沙县小吃产业作出的重要指示，坚持朝着标准化、产业化、连锁化、国际化、数字化的方向推动沙县小吃产业转型升级，促进沙县小吃产业高质量发展，紧紧围绕沙县小吃产业再出发"五项提升"行动要求，贯彻落实每一项工作标准。

因此沙县小吃药膳发展前景光明。随着社会经济的迅猛发展，人们生活水平的提高，医学模式的转变，健康观念的创新，老龄化社会的到来，药膳在中医药理论指导下，在中国传统文化熏陶下，在各类疾病辅助治疗及保健养生方面具有突出的优势，被广泛重视。在大时代背景下，践行大健康理念，药膳养生保健工作越发重要。

《沙县小吃传统药膳》由中草药专家刘金章带领的团队收集、整理、编写而成。全书运用言简意赅的语言，将沙县小吃传统药膳药用植物及药膳较全面地展示给读者，将沙县小吃传统药膳药材和剂量等规范化，进一步促进沙县小吃产业健康发展，为人民群众提供较正确、规范、标准化的健康理论指导，体现大健康理念，助力乡村振兴。

细读《沙县小吃传统药膳》，感知沙县小吃药膳的传统佳肴与视觉盛宴，期盼本书能够喜闻乐见，广博流传，造福大众。

三明市沙县区人大常委会副主任

三明市沙县区总医院书记

万小英

2022 年 12 月

　　福建省三明市沙县区位于闽中地区，偏北武夷山脉与戴云山脉之间，地处闽江支流沙溪河畔下游，地势由东南、西北向沙溪河谷倾斜。属亚热带季风气候，气候温和，区域内多山地丘陵，森林覆盖率达 75.9%，有"八山一水一分田"之称。沙县是全国 36 个中央苏区县之一，全境总面积 1815 平方千米，总人口约 27 万人。全县管辖两个街道，分别是虬江街道和凤岗街道，区政府位于凤岗街道。另外还管辖有 4 个乡和 6 个镇，分别是湖源乡、郑湖乡、南阳乡、南霞乡、大洛镇、夏茂镇、高桥镇、富口镇、高砂镇、青州镇。由于复杂多变的地形地貌和特定的地理位置，构成了复杂多样的气候差异，适应不同生态要求和生活习性的动、植物生长，物种多样性极为丰富。

　　沙县小吃历史悠久，源于汉唐，盛于明清，名于当代，距今有一千多年历史，其制作工艺源自古中原一带民俗。沙县小吃药膳以防为主，强调未病先防，其使用面广，涉及内、儿、外、妇、泌尿、五官、肛肠、骨伤等科；根据功效可分为补益类药膳、清热类药膳、祛风湿类药膳、理气活血类药膳；沙县小吃药膳品类丰富多样，包括面食类、米食类、炖罐类等。

我国自古以来对药用植物资源高度重视，对其开发利用具有悠久的历史，千百年来，药用植物的使用对中华民族的繁衍生息起到了重要的作用。沙县参与第四次全国中药资源普查工作，为本书整理收集资料提供了良好的前提条件，也奠定了专业知识储备的基础。

沙县民间药膳主要食材包括鸡、鸭、猪、兔、牛等，较少使用海产品作为药膳食材；民间药膳主要药材有盐肤木、山鸡椒、风藤、牛奶根（桑科榕属）等，可灵活搭配，也可单方应用。

民间食疗药膳和农事节气息息相关，重在补虚和祛风除湿，多侧重妇女和儿童保健的应用，逐渐开始登上"大雅之堂"。这些特点与本地沙县小吃药膳历史悠久、民间广为流传、应用广泛、就地取材、制作简便等息息相关。但民间食疗药膳缺乏相关中医药理论指导，其制作、配方、剂量等不规范，还有药性不明等诸多因素，导致药膳想要走专业化、规范化的道路变得艰难。

因此需要相关部门大力宣传、普及民间药膳，努力发掘、整理、提高民间药膳的知名度，积极开展民间药膳从业人员的培训，促使民间药膳在中医药院校扎根及民间食疗药膳的综合开发利用。

第四次全国中药资源普查共调查到沙县中药资源187科1149种，基本摸清了沙县中药资源概况。编者通过梳理沙县小吃传统药膳的相关资料，对沙县药膳草根汤的常用植物品种，规范其中文名，将正规中文名与当地土名统一对照，防止误采误用，以及对常用植物进行功效分析，整理并制作出沙县特色药膳草根汤。

本书通过收集整理民间食疗药膳的相关信息，团队付出了辛勤努力。全书共分上、中、下三篇：上篇沙县小吃与药膳、中篇沙县小吃传统药膳、下篇沙县小吃传统药膳常用中药材。上篇宏观介绍沙县小吃和沙县小吃传统药膳的历史、流传、影响等；中篇收录110种具有代表性的药膳，共分为5个部分，分别为补益类药膳、清热类药膳、祛湿类药膳、理气活血等其他类药膳和炖罐药膳；下篇收录139种沙县小吃传统药膳常用中药材，每种中药材植物包括别名（其中第一个别名为本地常用名）、来源、原植物、采集加工、性味功能、用法用量。全书篇幅均配有清晰图片，供读者图文对照阅读，使其能够更加直观、清楚地了解沙县小吃传统药膳的知识，希望为人民群众提供正确、规范、标准化的健康理论指导，体现大健康理念，助力乡村振兴。读者要在有经验的中医药及草医等专业人员指导下，遵循中医药理论，根据体质辨证施膳，避免误采、误用、误食。

在各级领导的关心和支持下，通过团队努力，本书如愿出版，在此向所有关心支持的相关人员表示衷心的感谢！

限于编著时间和水平，以及篇幅影响，本书无法展现沙县小吃传统药膳的全貌，有不足及遗漏之处，恳请读者提出宝贵意见和建议。

编　者

本书编写团队成员主要包括主编刘金章、黄念雪、刘艺芬，副主编郑寿儿、肖家盛、刘建福。

刘金章就职于三明市沙县区中医医院，副教授、副主任中药师，是福建省第二批基层老中医药专家师承带徒工作指导老师、福建省中医药学会中药分会委员，发表专业论文5篇，参与编写专著2本，主持完成的项目"沙县小吃传统药膳植物调查分析与应用"荣获中国中医科学院中药资源普查科学技术奖三等奖。他热爱中草药，对中草药辨识与应用有一定研究，组织收集整理沙县小吃传统药膳并精心制作，为沙县中医药的传承与发扬做出重大贡献。

黄念雪就职于三明市沙县区中医医院，中药师，参与发表论文2篇，参与编写专著2本，参与项目"沙县小吃传统药膳植物调查分析与应用"荣获中国中医科学院中药资源普查科学技术奖三等奖。她从海南医学院毕业后就一直参与有关中草药的项目，积累了一定的中草药知识基础与专业技能，参与收集整理本书相关内容。

刘艺芬爱好中草药，师从刘金章，积极参与本书整理与编写。

郑寿儿是三明农业学校烹饪专业负责人、中式烹调高级技师、高级考评员、沙县小吃专项鉴定考评员，参与收集整理沙县小吃传统药膳并精心制作。

肖家盛是三明农业学校烹饪专业教师、中式烹调技师、考评员，参与收集整理沙县小吃传统药膳并精心制作。

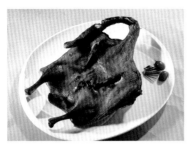

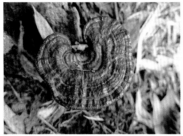

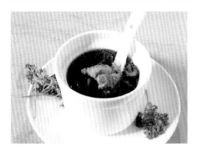

目／录

001

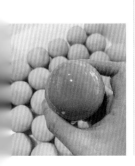

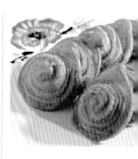

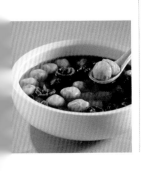

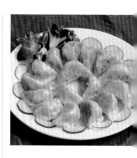

中篇

目录

下篇

沙县小吃传统药膳常用中药材

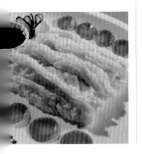

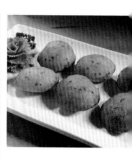

下篇

目录

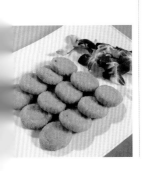

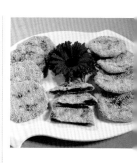

下篇

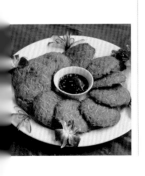

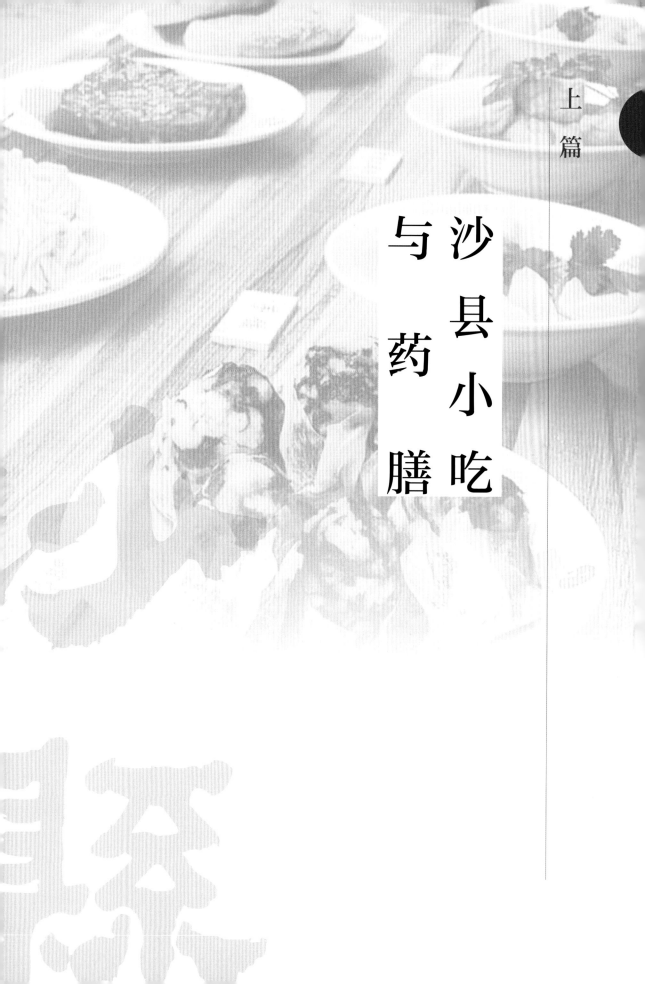

上篇

沙县小吃与药膳

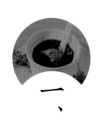

一、沙县小吃

1. 历史由来与流传

　　福建省三明市沙县区，位于福建省中部，东晋义熙年间（405年）建县，至今有1600多年历史。沙县小吃历史悠久，源于汉唐，盛于明清，名于当代，距今有一千多年历史，其制作工艺源自古中原一带民俗。实际上属源远流长的古代中原饮食文化传统的一个分支，沙县的不少小吃，还保留着古老的传统意识文化的特点，有的小吃的制作方法甚至保留着原始的特点，堪称古代中国传统饮食文化的"活化石"。

　　中原地区的饮食文化传播到沙县，自然同中原人民历史上的多次南迁有关。根据族谱调查，沙县境内各姓居民，无一不是中原各省（河南、山东、河北、山西、安徽）人的后裔。分布极广的各地汉人迁居沙县，使沙县成为中国传统饮食文化的汇集地，这是沙县成为"小吃城"的主要原因之一。

　　沙县小吃制作工艺是福建省沙县地方乡土美食文化遗产，它的形成与沙县悠久历史和人文环境有着密切关系。千百年来，沙县群众沿袭继承古中原汉族饮食文化的精华，又受闽越族和客家饮食习俗的影响，与当地民俗风情相结合，采用当地盛产的稻米、杂粮、薯芋，以其精湛的制作技巧和烹饪手艺，制作出各具特色的小吃食品，满足先民对农业节气、传统节日，以及婚嫁、丧葬、祭祀、宗教等各种礼仪活动的需要，形成地方饮食文化和工艺制作特点，在中华传统饮食文化中独领风骚。

2. 沙县小吃的流派

被称为中华民族传统饮食的"活化石"的沙县小吃，属源远流长的中原黄河流域饮食文化传统的一个分支，它既有福州、闽南一带的饮食特点，又有汀州一带山区客家饮食文化风格。因此具有浓厚中华特色的沙县小吃又分为两大流派。

口味清鲜淡甜、制作精细的城关小吃流派：代表品种有扁肉（面食）、烧麦、肉包等，独具特色。

口味咸辣酸、制作粗放的夏茂小吃流派：以夏茂镇为代表，原料以米、薯、芋为主，如米冻、喜粿、米冻皮、牛制品系列等。

历史上，外出经营小吃最早最多的是夏茂流派小吃，几乎大江南北都有夏茂人的踪迹，这种流动性也使夏茂流派小吃的原料加工与经营服务分离，即加工的不经营，经营的不加工，形成低工艺的简单重复劳动。而沙县城关人则是山区文化，喜欢自己加工自己经营，即"前店后坊"的家庭式经营格局，城关流派沙县小吃制作精细，品种多样，成为沙县小吃的主角。因此，到过沙县的人必尝沙县小吃，吃了"沙县小吃"都有"沙阳归来无小吃"之感叹。

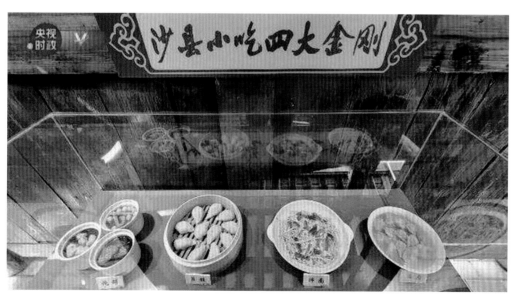

四大金刚

3. 沙县小吃品种分类

　　沙县小吃以其品种繁多、风味独特和经济实惠而著称，成为福建饮食文化百花园中的一朵奇葩。沙县小吃不但流行在三明市各县（市、区），而且在南平、福州、厦门也可常常遇到挂着"沙县小吃"招牌的小吃店，甚至北至北京、南至深圳，以及在新加坡、马来西亚、美国的太平洋旅游胜地——塞班岛也有"沙县小吃"的踪迹。足见沙县小吃影响之大、传播之广。据不完全统计，沙县各类小吃有上百种，常年供应的有几十种，蒸、煮、炸、烤、腌，加工方法多样，米、面、芋、豆腐原料独具地方特色，且来源丰富，家家户户都能做上几样，城区街头巷尾日夜24小时都有小吃应市，非常方便。

　　沙县小吃品种大致可分为节令小吃、地域小吃和常规普通小吃。

　　节令小吃：春节城乡都吃年糕、白粿、糍粑，城关吃面条，农村吃粉干；元宵节吃芋包子；立春吃春卷；清明吃清明粿；农历四月初一烙粑，有甜、咸两种；立夏城乡家家户户食粿，分为有馅和无馅两种，传说是东周战国时期孙膑为瞒过庞涓装疯而特制的食品；端午节吃粽子、花椒饼、荷菜包；七夕又称七七节，是沙县民间儿童节日，是时家中有新入学的儿童，外婆要送小书包、雨伞、算盘、服装、小茶壶、糖塔和白糖光饼，祝愿学习取得好成绩；中元节又叫鬼节，这时新鸭、新芋上市，除了吃鸭子外，还做芋包吃，市上供应葡珠，有糯米做的和面粉做的两种，除了上供外，大人小孩都爱当零食；中秋节除了吃月饼、白粿糕，也吃芋包；立冬、冬至吃猪脚、糍粑，号为补冬；腊月二十三，龙王爷上天，常用岩酥、金钱酥、董糖、蓼花、米花、甘蔗供俸。

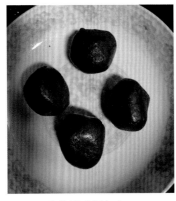

艾草粿（糍粑）

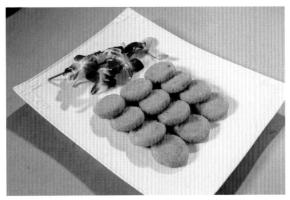

南瓜饼

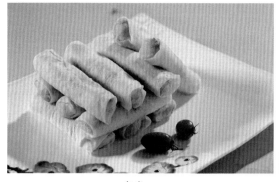

春卷

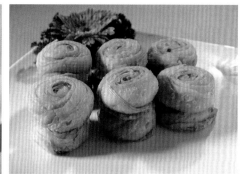

菜头饼

地域小吃：夏茂牛制品系列拥有 60 多种佳肴，还有芋包、糖烧麦、豆腐包、豆腐丸、豆腐脑、米冻皮、金钱蛋、油糍；南阳的蛋素、蛋角；南霞的泥鳅粉干；郑湖的板鸭在沙县小吃系列中最具有名气。

常规普通小吃：扁肉、清汤面、拌面、酸菜面、白粿、油饼、火把、猪耳、麻球、米冻糕、糖包、小笼包、肉包、煎饼、大肠糕、年糕、鸭汤粉干、锅边糊、油条、花椒饼、起酥饼、葱肉饼、菜头饼、白糖饼、糖水饼、水晶饼、口香饼、杏仁酥、牛奶饼、米粿、芋粿、线面、烤豆干、青草冻、玉糕、冬酒、菊酒、炒果条、烫嘴豆腐等。

沙县小吃按制作原料可分类为：米类、面点类、豆类和其他类别。

米类：年糕、汤圆、白粿（甜馅、咸馅、炒白粿三种）、艾粿、糍粑、泥鳅粉干、鸭汤粉干、黄鳝粉干、肉粽、豆粽、豆沙粽、粽子、米冻皮、米冻、喜粿（习粿）、白粿糕、团糕、米冻糕、发糕、大肠糕、锅边糊、米葡珠、浆糍、糍仔、油糍、猪油炒米、丸仔、雪片糕、桂花糕、安字糕、一汽糕、

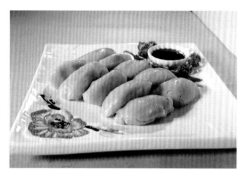

喜粿（习粿）

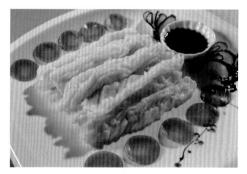

米冻皮

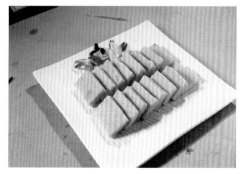

米冻粿

豆豆包、乌饭。

面点类：扁肉、面条、清汤面、酸菜面、拌面、线面、（禾山）面、春卷、炸春卷、花椒饼、光饼、月饼、起酥饼、葱肉饼、韭菜饼、菜头饼、白糖饼、糖水饼、水晶饼、口香饼、杏仁酥、面葡珠（开口笑）、蝴蝶包、糖包、肉包、小笼包、烧麦、甜烧麦、芋饺、饺子、锅贴、油条、油饼、芋头粿、岩酥、金钱酥、火把、猪耳、煎饼、董糖、蓼花、酥糕、甜粑、咸粑、蝴蝶菜粑。

豆类：豆腐、烫嘴豆腐、烤豆干、香干、豆腐丸、夹心豆腐丸、豆腐脑、臭豆腐、油豆腐、豆腐包、金包银、素鸡、洪武豆腐、一品豆腐、梅花豆腐、熊猫豆腐、玉卷豆腐、莲花豆腐、释迹豆腐、堡豆腐、火树银花、燕子归巢、豆腐饺、糖豆、爆豆花。

其他类别：瓦罐汤、芋包、芋鳅、芋饺、牛系列、蛋素、蛋饺、蛋肠、腊鸭、夏茂烤鸭、沙县鱼丸、包心鱼丸、芋头丝粿、芋粿、玉糕、乌梅糕、茯苓糕、花生糕、人参糕、山枣糕、桂花糕、糖塔、牛粉肠、米浆猪血、米浆猪肠、米浆猪肺、青草冻、腌苦笋、番薯参。

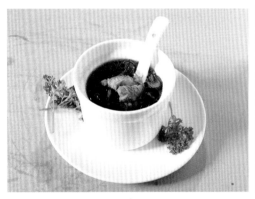

炖罐

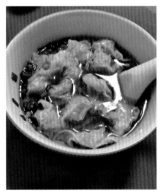

扁肉

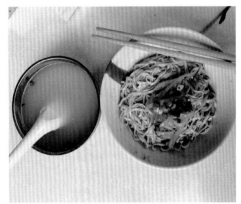

拌面

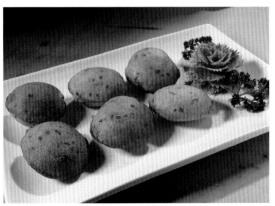

金糍（浆糍）

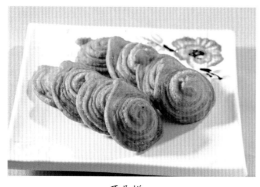

耳朵饼

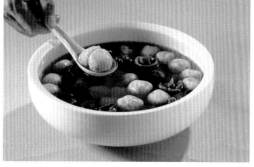

红菇豆腐丸

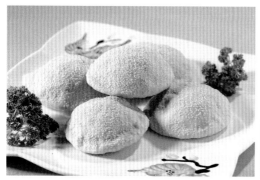

花椒饼

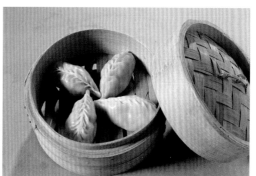

蒸饺

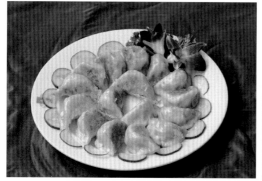

煎饺（锅贴）

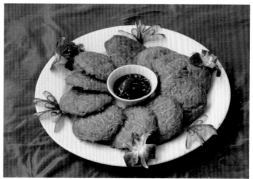

芋头粿

4. 沙县小吃的具体做法举例

扁肉

建郡扁肉味脆、嫩、香、甜，入口爽脆，与北方馄饨和其他地方的扁肉口味大不相同，其原因就在馅上。"建郡扁肉"制作过程主要特点是"打肉"，与其他地方的"切肉"不同。所选肉质纯净，新鲜脆嫩。一般取凌晨宰的生猪新鲜腿纯瘦肉，不得下水，制作不过午，将腿肉去除筋膜，顺肉纤维横切成较大块状或条状，放在木墩上用木锤敲打。敲打时要掌握关键技巧，即将瘦肉竖打，这样可保留肉纤维中水分，直至烂如绵、黏如糊，然后加适量小苏打水、盐、味精，用筷子搅成糊状。包扁食的皮用面粉和少许碱水，打成薄皮，每张切成边长7厘米左右方块，每个扁肉仅桂圆大小，包成精巧的蝴蝶状。扁肉汤以猪骨头在温火中熬出清汤，将扁肉放入清水锅中

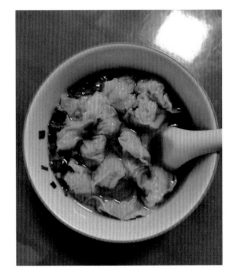

扁肉

煮开，待扁肉浮起，用小笊篱捞起，放入有酱油、新鲜猪油、味精和其他佐料的碗中，冲入沸清汤，撒上香葱即可食用。其味脆、嫩、香，入口爽脆。

扁肉所以称为扁肉，盖因其肉馅制作区别于其他的馄饨，扁肉馅制作不用刀，鲜猪肉用特制的木棒敲打，一直敲打成细腻的肉泥；包制扁肉的面皮也薄，约合饺子皮的1/4厚度。肉馅也要少一些，配合薄皮，口感更好。1997年，沙县扁肉被中国烹饪协会认定为"中华名小吃"。

烧麦

沙县烧麦源于山西太原，古称"稍梅"，因收口处褶皱簇拥，形似梅花，故名。后制作师傅移居沙县，传承至今，因语音变异称为烧卖（烧麦），是一种以烫面为皮裹馅上笼蒸熟的小吃。形如石榴，洁白晶莹，馅多皮薄，清香可口。喷香可口，兼有小笼包与锅贴之优点，民间常作为宴席佳肴。

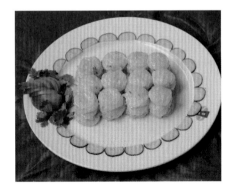

烧麦

制作烧麦的包馅也是一门绝活，小小的皮中，被塞了大大的馅，而且动作极快，转眼间一屉屉的烧麦便层层叠摞起来。

沙县烧麦与国内其他地方烧麦不同之处有五：①其他地方烧麦皮坯是温水或热水和面，沙县烧麦是选用精面粉冷水和面。②其他地方烧麦蒸时是收口处朝上竖立放在笼上蒸，沙县烧麦蒸时收口处朝下蒸。③其他地方烧麦大如酒杯，沙县烧麦小如山

枣。④其他地方烧麦制皮坯时拍粉用面粉或玉米淀粉，沙县烧卖用木薯粉拍粉。木薯粉熟后透明，其他则不然。加上蒸熟后刷上猪油，晶莹剔透，诱人食欲。⑤沙县烧麦食时需蘸沙县特有的豆豉油调味汁。

5. 沙县小吃的典故

罗永贡献

沙县凤凰山麓的沙溪上原有一座浮桥，明正德年间改建为廊桥。相传那时有个名叫罗永的人，他诙谐机智，有法术。建廊桥时，需要大量优质石料，工程苦于没有石料，罗永就施法术，用鞭子把几千米外的青石赶到凤凰山下，供建桥用。明代黄文梯在《翔凤桥》一诗中称赞道："营巢非鬼役，鞭石空神工。"

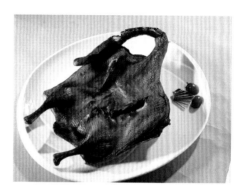

板鸭

传说沙阳板鸭也是他发明的。过去人们只知道把鸭子宰了或煮或蒸或炖。有一天，罗永上街买了三四只鸭子，对他妻子说，把鸭子宰了，上点盐后拿到太阳下晒，然后用木炭烤干，这样板鸭就做成了，吃的时候再放到锅里蒸熟，就可以吃了。鸭子的这种做法和吃法，由此流传开来，罗永就给取了个名字，叫沙阳板鸭。

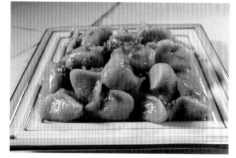

芋饺

据说芋饺也是罗永发明的。有一天，他经过一户农家门前，发现那家人的门口堆放着一大堆发芽的芋子。他问那家主人，你这么多芋子，要种好几亩地啊。那农民说，没有啊，吃不完，又卖不掉，就放着发芽了。罗永灵机一动，对那家人说，把芋子煮熟，做成芋泥，可以像面一样包上各种馅，做成芋饺，肯定很多人吃。那家人照着罗永的办法做，果真赚了一笔钱。芋饺这种小吃就这样发明了。

光饼的传说

明嘉靖三十四年起，倭寇沿海岸线南下福建一路抢掠烧杀，福宁、流江、福安相继遭灾。嘉靖四十一年四月，大股倭寇进攻长寿、江田、福清。福建各地军民奋起反击，但最终抵不过剽悍的日本浪人，百姓死伤无数。于是，福建巡抚向朝廷请援，朝廷令浙江就近增援。浙江总督命参将戚继光率所部 6000 余人由浙江入闽。

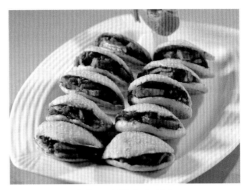

笋夹饼（笋肉夹饼）

在这 6000 多将士中，有位沙县籍"原"姓将士将祖传的烧饼开个口，将各种山珍海味剁成馅填入其中，系在战士脖子上，一边吃，一边作战，俗称"光饼"。同年八月，戚继光率部在福宁的横屿与倭寇展开激战，戚家军个个奋勇争先，杀敌立功。经过 3 个时辰的战斗，全歼倭寇，斩首 2600 余级，抢救百姓 3700 余人，打了一场决定性的战役。

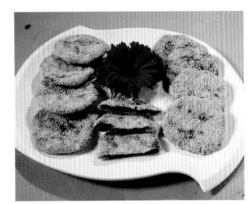

烧饼（葱肉饼）

后来，为纪念这位抗倭将士，沙县人在原氏"光饼"的基础上，结合沙县特有的优质食材，逐步发展了多品类的著名沙县光饼系列。

彭德怀宴请指战员

1934 年 1 月初，红三军军团长发布了进攻沙县守敌卢兴邦部的命令。那时部队驻在夏茂一带，百里行军路上，为了鼓舞士气，指挥员教战士唱《打沙县》的战歌："红军向东行，去打沙县城，积极进攻敌人！沙县有个卢兴邦，两团残兵守孤城，哎嘿哟！……"但是攻城并不顺利，1 月 8 日夜发起首攻，连续组织几次进攻，一直打到

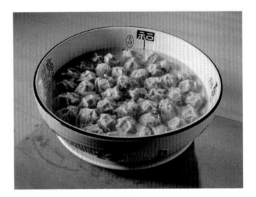

扁肉

9 日，都没有拿下。11 日再次进攻，由于城墙又高又厚，也没有奏效。22 日下午第三次攻城，仍然受挫。

后来，红三军团在军团长彭德怀、军团政治委员杨尚昆的指挥下，再次进攻沙县，歼灭了守敌。红三军团攻克沙县后，军团司令部设在兴国寺，军团长彭德怀、军团政治委员杨尚昆就住在兴国寺内。彭、杨在寺内设宴款待在攻城中立了首功的工兵连副连长刘正赓等六七名指战员。彭德怀交代司务长，这次款待攻城的功臣，就请他们吃沙县小吃。司务长就在城里请了沙县名厨张长安。张长安听说军团长彭德怀宴请攻城功臣，就带了帮厨，赶来和司务长商量，排出了沙县小吃菜单：第一道是什锦太平蛋，第二道是他最拿手的清汤白片鸡，第三道是淮山炖排骨，第四道是夏茂牛粉肠，第五道为洪武豆腐，第六道为沙阳扁食，第七道为郑湖腊鸭，第八道为珍珠鱼丸，第九道为夏茂炖牛腩，第十道为南霞泥鳅粉干，第十一道为夏茂牛肉干，第十二道为夏茂甜烧麦。这餐庆功宴，大家兴致很高，喝了两大坛夏茂冬酒。彭德怀竖起大拇指说："沙县小吃还真名不虚传！"

6. 沙县小吃的发展

从 1997 年开始，中国（沙县）小吃旅游文化节定为每年的 12 月 8 日。

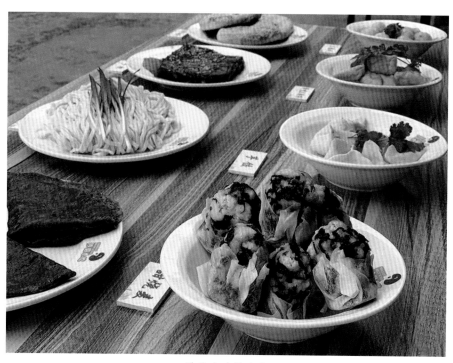

沙县小吃展示品

2006 年，沙县县政府与中国烹饪协会联合举办"首届中国（沙县）小吃文化节"，推出"海峡两岸风味小吃展""海峡两岸小吃邀请赛"等活动。至 2011 年 6 月，"中国（沙县）小吃文化节"已成为两岸小吃交流合作的舞台。

2011 年 7 月，沙县小吃澳门之行，不仅赢得澳门特首的厚爱和赞誉，还促成了丰泽（澳门）沙县小吃管理有限公司的成立。

2010 年 5 月，沙县小吃首次登陆宝岛，博得台湾同业的一致认可，也成为海峡两岸文化交流的"使者"。

2018 年 11 月，美国纽约的第八大道上，一间刚开业不久的小餐馆生意异常火爆。

2021 年 5 月，福建省出台六条措施支持沙县小吃产业技能人才队伍建设。

2021 年 5 月 24 日，福建省三明市申报的"沙县小吃制作技艺"经国务院批准，列入第五批国家级非物质文化遗产代表性项目名录。

2022 年 2 月，沙县小吃入选国家《地标美食名录》。

沙县小吃现已发展为年营业额过 500 亿元、生产企业 200 家、门店超 8.8 万家的特色富民产业，是一张享誉海内外的靓丽名片。如今，美国、法国、日本等 56 个国家和地区都有沙县小吃的身影。

自 2021 年以来，沙县小吃从业者牢记习近平总书记对沙县小吃产业做出的重要指示："沙县小吃在现有取得成绩的基础上，还要探索，还要完善，还要办得更好，继续引领风骚。"坚持朝着标准化、产业化、连锁化、国际化、数字化的方向推动沙县小吃产业转型升级，促进沙县小吃产业高质量发展。紧紧围绕沙县小吃产业再出发"五项提升"行动要求，贯彻落实每一项工作标准。

改革开放政策为沙县小吃推向大市场提供了广阔的平台，在沙县历届县委、县政府的宣传引导和扶持推动下，把沙县小吃推向全国，闯开一条小吃创大产业、小店闯大市场、农民进大城市和由不发达地区向发达地区转移拓展的成功之路，在中华民族饮食文化中形成显著的历史、文化、品牌和科学价值。

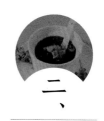

二、沙县小吃药膳

1. 历史由来与流传

　　中医药膳是指在中医学理论指导下，结合烹饪学和营养学相关知识，以中药与某些具有药用价值的食物为原料，以养生健体、防病治病为根本目的，采用我国独特的饮食烹调技术和现代科学方法制作而成的具有一定色、香、味、形的食物。传统医学中，药膳既可"寓医于食"又乃"药食同源"。而近代医家张锡纯曾在《医学衷中参西录》中提出药膳具有"病人服之，不但疗病，并可充饥"的作用。药借食力，食借药威，既能充饥又能预防疾病，强身健体，具有延年益寿的功效。同时，中医药膳体现出了治未病、辨证施膳、整体观念及民族性等独特思想。"治未病"是早在《黄帝内经》中就提出来的防病养生理念："不治已病治未病"，包括未病先防、已病防变、已变防渐等多个方面的内容。

　　据《八闽通志》记载，沙县先民系汉晋时由中原一带迁来，各界人士汇聚沙县，使沙县成为古中原汉民族饮食文化的汇聚地。千百年来，沙县民众荟萃中原传统饮食文化的精华，又受闽越族和客家饮食习俗的影响，与当地民俗风情相结合，以其精湛的制作技巧和烹饪手艺，制作出各具特色的小吃食品，形成地方饮食文化和工艺制作特点，在中华传统饮食文化中独具特色，被誉为汉民族饮食文化的"活化石"。

2. 沙县小吃药膳的特点

沙县小吃药膳是世代相承而流传下来的，历史十分悠久，既可用来治未病，增强体质，延年益寿，也可用来治疗各种急慢性疾病，应用范围相当广泛，具有鲜明的特点。

（1）讲究以形补形、以脏补脏。沙县小吃药膳充分利用中医药特点，注重以脏补脏、以脏治脏。如头痛用猪头骨、猪脑，腰痛、关节痛用猪脚、猪尾巴，胃痛用猪肚，眼疾用肝脏等。这些动物脏器可以和中草药同煎煮，或动物脏器单独煎煮后与药液合并内服，亦可用中草药的煎出液与动物脏器同炖服，方法灵活，简便易行。

（2）注重季节性。如春天用积雪草炖猪肚预防夏季暑气；清明时节，有艾草粿和鼠麹草粿；春夏之交，雨水多，气候潮湿，易感湿邪，造成体倦乏力、肢体沉重、食欲不振等症，常用一些健脾化湿的中草药炖兔子、老鸭母等预防之；冬季兴补，取家畜家禽与滋补中草药共炖之，以蓄精养锐，强壮身体，俗称"补冬"。

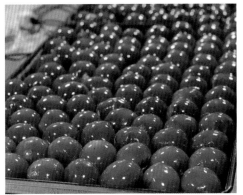

（3）原料多样化，且取材容易。沙县位于山区，中草药资源十分丰富，取材容易。沙县人民喜用新鲜药材，这保证了药物的质量，特别是含挥发性成分的中草药。

（4）选材平和，老少皆宜。通过调查，沙县小吃药膳的原料药除少数几种外，其余大部分均无毒。多与鸡、鸭、兔子、猪脚等相伍，一般来说，多分餐服用，或多

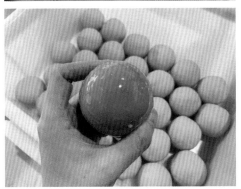

鼠麹草粿（青团）

人服用，从而使药量相对有所减少；与家畜、家禽同煎煮，其煎煮时间也相对较长，对有毒药物亦可起到一定的减毒作用。

3. 沙县小吃药膳分类与功效

沙县小吃药膳的使用面广，涉及内、儿、外、妇、泌尿、五官、肛肠、骨伤等科，如毛花猕猴桃根常用于胃癌、慢性肝炎、白血病等；既用于预防疾病、增强体质、益寿延年，也用来解毒，如鱼蟹中毒、蛇毒等。

沙县小吃药膳以防为主，强调未病先防。

根据功效可分为补益类药膳（如黄花倒水莲根炖猪脚常用于补虚健脾，散瘀通络）、清热类药膳（如鸡眼草和叶下珠炖鸭肝常用于肝火旺盛）、祛风湿类药膳（如祛风湿药风藤常用于风寒湿痹、肢节疼痛、筋脉拘挛、脘腹冷痛、水肿等的治疗）、理气活血类药膳（如益母草常用于月经不调、经闭等的治疗）和炖罐药膳。具体药膳内容见中篇沙县小吃传统药膳。

沙县小吃药膳品种丰富多样，包括面食类、米食类、炖罐类等。

4. 沙县小吃药膳工艺与材料

沙县小吃传统药膳是根据春夏秋冬不同的季节，因时因地将一种或多种不同的草根配伍熬制的汤汁同鸡、鸭、兔、牛肉、羊肉、鸽子、猪脚、排骨、瘦肉等原料，加上本地土制的红酒、山茶油、老姜等材料，运用不同烹调方法（蒸、煮、炖、腌等）烹制而成的特色药膳。民间百姓经常食用能够达到一定的祛风除湿、清凉解毒、滋补强身健体等功效，同时要注意在中医药理论指导下，非药食同源的植物一定要根据不同体质在有经验的中医及草医指导下辨证施治、辨证施膳，不认识的植物不要随意服用，要避免误采误食误用有毒植物。

5. 沙县小吃药膳的典故

乌饭

每年农历三月初三，相传是畲族百姓的"乌饭节"，家家都做乌米饭，全家共餐，或馈赠亲友。

在沙县区高桥镇，也有三月初三做乌饭的习俗。在三月初三前几天，高桥人出门踏青游玩，就会采集乌饭树叶子（南烛叶），用于制作乌米饭。李时珍在《本草纲目》中就曾收录过乌饭的做法："摘取南烛树叶捣碎，浸水取汁，蒸熟粳米或糯米，成乌色之饭，久服能轻身明目，黑发驻颜，益气力而延年不衰。"为了使乌饭口感更好，高桥当地居民还将熬制糖浆包裹"乌饭"：锅中加入红糖、

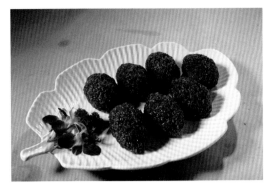

乌饭团

白糖、食用油和生姜，小火熬制，再将乌饭倒入锅中，翻动均匀后，再闷 20 分钟，起锅，捏成团即可食用。

除用作餐食之外，乌饭还有扫墓祭祀的作用。待到清明节，将乌饭带往墓地，作为贡品，表达对先祖的敬意。因此高桥人制作乌饭的时间从农历三月初三延续到清明节。

当地老人相传的故事：在唐朝，当地的畲族首领领导着畲族人民反抗当时的统治阶级，被朝廷军队困在山上，将士们靠吃一种树上长出的叫"乌饭"的野果充饥渡过难关，第二年三月三日冲出包围，取得胜利。后来人们把三月三日作为节日，吃"乌米饭"表示纪念。

6. 沙县小吃药膳的民间应用情况

目前推广应用沙县小吃药食同源的药膳有 13 种：山药炖罐、玉竹炖罐、百合炖罐、红小豆炖罐、枸杞炖罐、砂仁炖罐、莲子炖罐、黄精炖罐、西洋参炖罐、天麻炖罐、灵芝炖罐、党参炖罐、铁皮石斛炖罐。已经在沙县小吃门店及部分酒店推广应用，取得良好社会效益及经济效益，践行大健康理念，助力乡村振兴。

沙县小吃传统药膳由于受药食同源的限制，多数非药食同源制作的药膳只能在本区域应用，如草根兔、红藤猪脚、乏力草炖猪脚、龙须根炖猪颈肉、风藤炖罐等。

7. 沙县小吃药膳的发展

通过收集整理相关资料得出，沙县小吃药膳食用安全，受大众喜爱；药膳常用植物，可选择品种较多，功效显著，资源丰富，具有进一步研究价值。

因此沙县小吃药膳发展前景光明。随着社会经济的迅猛发展，人们生活水平的提高，医学模式的转变，健康观念的创新，老龄化社会的到来，药膳在中医药理论指导下，在中国传统文化熏陶下，在各类疾病辅助治疗及保健养生方面具有突出的优势，被广泛重视。在大时代背景下，践行大健康理念，药膳养生保健工作越发重要。

目前民间食疗药膳的现状主要表现为：和农事节气息息相关、重在补虚和祛风除湿、多侧重妇女和儿童、开始登上大雅之堂。这与本地沙县小吃药膳历史悠久、民间广为流传、应用广泛、就地取材、制作简便等息息相关。但同时民间食疗药膳受国家药食同源规定制约，也缺乏相关中医药理论指导，其制作、配方、剂量等使用不规范，还有药性不明等诸多因素，导致药膳想要走专业化、规范化的道路变得艰难。

因此需要相关部门大力宣传、普及民间药膳，努力发掘、整理、提高民间药膳的知名度，积极开展民间药膳从业人员的培训，促使民间药膳在中医药院校扎根及民间食疗药膳的综合开发利用。

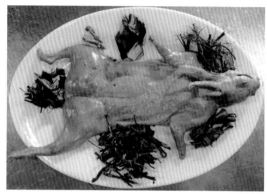
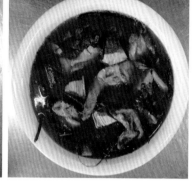

草根兔

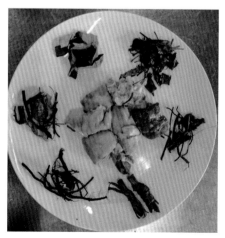
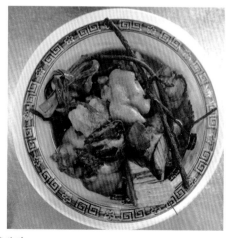

红藤猪脚

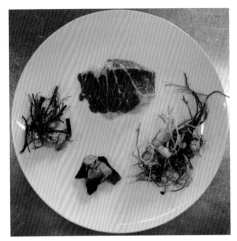
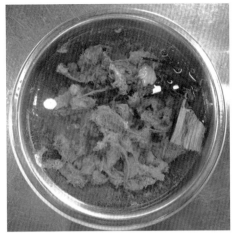

龙须根炖猪颈肉

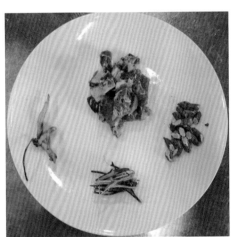
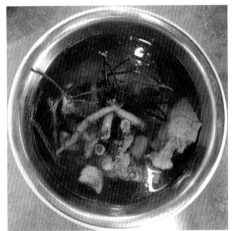

山尼蛇炖排骨

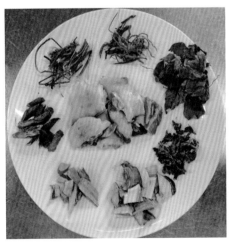
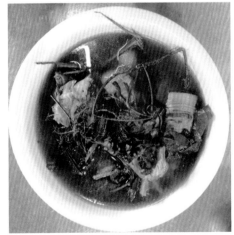

乏力草炖猪脚

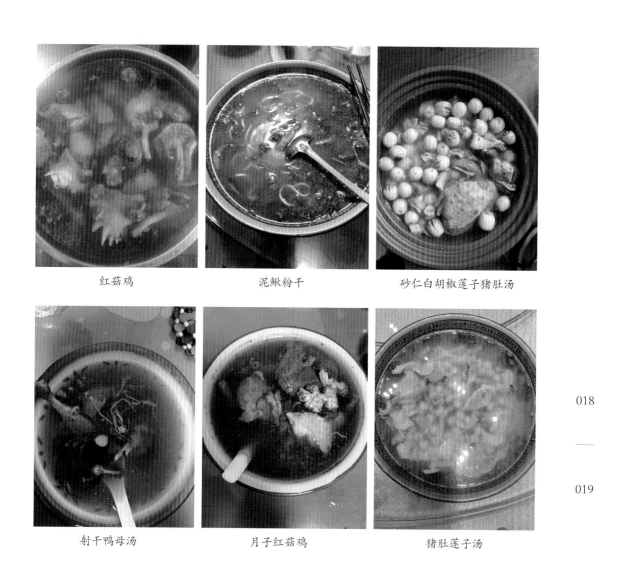

红菇鸡　　　　　　　　泥鳅粉干　　　　　　砂仁白胡椒莲子猪肚汤

射干鸭母汤　　　　　　月子红菇鸡　　　　　　猪肚莲子汤

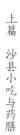

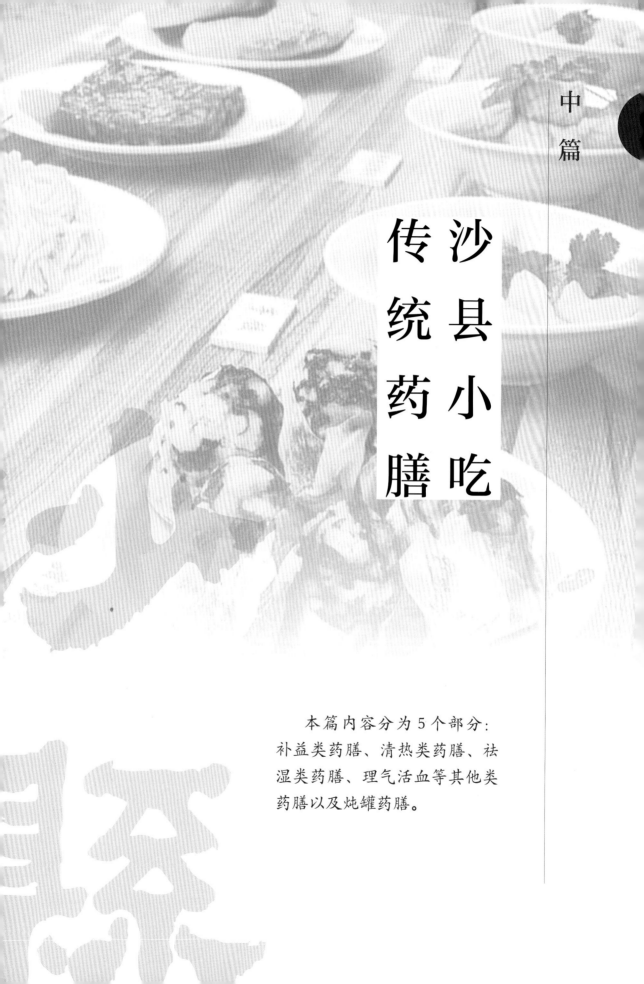

沙县小吃传统药膳

本篇内容分为5个部分：补益类药膳、清热类药膳、祛湿类药膳、理气活血等其他类药膳以及炖罐药膳。

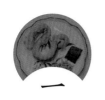

一、补益类药膳

1 巴戟天番鸭

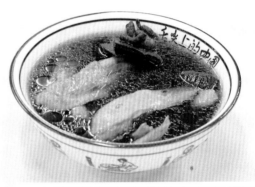

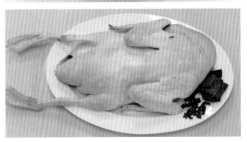

菜品简介：巴戟天和番鸭一同食用，具有补肾壮阳、强筋骨、祛风湿、滋阴养胃的功效。沙县民间常用于祛湿、滋补强腰。

主　　料：番鸭 1000 克。

配　　料：巴戟天 30 克，杜仲 30 克，生姜 20 克（拍碎）。

调　　料：盐 2 克，福建老酒 20 克。

制作方法：（1）番鸭洗净，切成小块，放入开水锅焯水捞出过凉水沥干备用。

（2）巴戟天洗净，和番鸭一起放入碗中，加水上笼炖 1.5 小时左右，取出放入盐调味即可。

2 白苞蒿泥鳅粉干

菜品简介：白苞蒿有理气、活血、调经、利湿、解毒、消肿的功效，常用于闭经，痛经，产后瘀血痛，带下，癥瘕，疝气，脚气，阴疽肿毒，跌打损伤，创伤出血，小儿胎毒，荨麻疹，湿疹。泥鳅有补肾的功效，如果经常食用，对于肾虚等症状有很好的缓解作用。沙县民间常用于妇女月经不调及滋补。

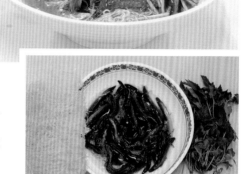

主　　料：粉干 500 克，泥鳅 100 克。

配　　料：白苞蒿（乌冬菜、泥鳅菜、鳅菜）、菖蒲（荜菝）少许。

调　　料：酒糟、虾油、鸡蛋、茶油、精盐、味精、料酒、胡椒粉、生姜、葱各适量。

制作方法：（1）将泥鳅洗净，放入盆中，加入茶油、酒糟、鸡蛋液、生姜，喂养 2~4 小时。

（2）粉干用开水烫软待用，葱白切段、葱叶切花。

（3）喂养后的泥鳅倒入大盆中调入盐、味精、料酒、菖蒲（荜菝），放入蒸笼用旺火蒸 30 分钟，使泥鳅肉质软烂，起锅待用。

（4）炒锅置火上，下油烧热，用葱白、生姜煸出香味，再下酒糟煸香后下虾油，冲入骨头汤烧沸，放入烫过的粉干和蒸好的泥鳅煮开，加入剁碎的白苞蒿嫩叶，下胡椒粉、料酒、麻油，撒上葱花即成。

3 白果老鸭汤

菜品简介：白果具有敛肺定喘、涩精止带的功效，老鸭补中益气、清热凉血、润肺止咳。这是沙县民间必食滋补菜肴。

主　　料：鸭块 400 克。

022

———

023

中篇　沙县小吃传统药膳

配　　料：白果（银杏、白果树、爷孙树）10 颗，桂圆干 5 个，老姜 5 克。

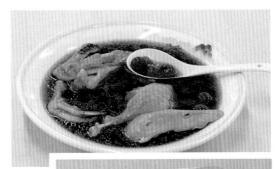

调　　料：盐 3 克。

制作方法：（1）鸭洗净切成块，白果在水中浸泡后去掉外面的薄皮，姜切成大片备用。

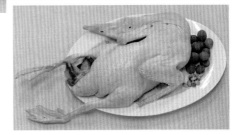

（2）大火烧热炒锅，炒锅中不用放油，放入鸭块和姜片翻炒，炒至鸭肉的水分收干，闻着没有鸭的腥味，关火盛出。

（3）将炒过的鸭块放入炖锅中，倒入水，水没过鸭块，开盖煮，煮沸后将鸭块捞出，将水倒掉。

（4）炖锅中再次加入热水，将煮过的鸭肉放入锅中，大火煮开，放入白果、桂圆干，改小火炖约 1 小时，调入盐，就是一款营养丰富的白果老鸭汤了。

风味特点：汤清味浓。

注意事项：白果含有小量毒性，不宜多食和生食。

4 杜仲茯苓牛鞭汤

菜品简介：杜仲茯苓牛鞭汤是在原来当归牛鞭汤的基础上改良而来，入口柔顺，浓香味美，具有补肝肾强筋骨、安胎、健脾利水、壮阳、滋阴养颜的功效。这是一道值得推广的药膳美食。

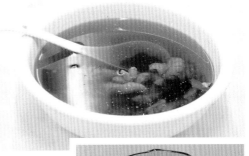

主　　料：熟牛鞭 500 克，老鸭 200 克。

配　　料：鲜杜仲根 20 克或杜仲（干品）5 克，茯苓（干品）5 克，党参 10 克，生姜 5 克，葱、清水各适量。

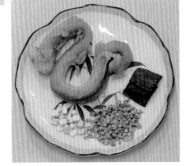

调　　料：盐2克，鸡精6克，福建老酒30克。

制作方法：（1）牛鞭初加工用开水焯去血污洗净，放入高压锅，加葱、姜、老酒、清水上汽压15分钟左右取出冲凉切条备用；老鸭砍小块洗净备用。

（2）将处理好熟牛鞭、老鸭及所有药膳配料、调料放入炖碗中，加入清水（八分满），加盖上笼中火蒸炖1小时即可。

5

桂圆炖小母鸡

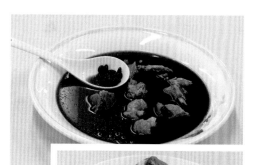

菜品简介：桂圆干味甘性温，归心脾经，有补心脾、养血安神作用，可以治疗心脾两虚；而枸杞则可用于虚劳精亏；大枣可治疗身体虚弱、神经衰弱、贫血消瘦，配以营养美味的鸡汤，是沙县民间常食进补的佳肴。

主　　料：小母鸡1只。

配　　料：桂圆干、大枣、枸杞、生姜各适量。

调　　料：冰糖50克，老酒30克。

制作方法：将小母鸡整只清洗干净，用开水焯去血沫，洗净沥干装入汤碗，生姜洗净切片，桂圆干、大枣一同装入汤碗，加入冰糖、老酒、山泉水上蒸柜炖1.5个小时，放入枸杞再炖10分钟即可。

6

黑豆炖排骨

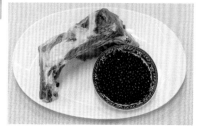

菜品简介：黑豆有清热解毒、补血养肾、美容护发等功效，排骨滋阴健脾、补中益气、强健筋骨。这是沙县民间必食滋补菜肴。

主　　料：鲜排骨500克，黑豆（乌豆）50克。

配　　料：生姜5克，葱适量。

调　　料：盐2克，鸡精5克。

制作方法：（1）鲜排骨砍成小块用清水冲洗干净待用；黑豆提前用清水泡胀洗净待用。生姜洗净切片，葱切成葱花。

（2）准备一个汤盆，将洗净的排骨、黑豆装入炖盅，放入姜片、加入山泉水（最好用保鲜膜包好防止蒸汽倒流），上蒸柜炖 1.5 个小时，取出调入盐、鸡精即可。

7 红菇淮山丸

菜品简介：红菇淮山丸是流行于沙县民间的传统菜肴。红菇为纯天然食品，味甘性温，有补虚养血、滋阴、清凉解毒的功效；淮山有利于脾胃消化吸收功能。而且此菜品滑嫩爽口，色、香、味俱全，深得人们喜爱，是沙县民间宴请必不可少的菜肴。

主　　料：沙县本地淮山（金薯）500 克。

配　　料：红菇、干贝、胡萝卜、鸡蛋清各适量。

调　　料：盐、味精、胡椒粉、地瓜粉各适量。

制作方法：（1）将淮山磨成泥状，加入干贝、胡萝卜、盐、味精、鸡蛋清、地瓜粉搅拌均匀。

（2）水倒入锅中烧热，右手抓淮山泥，用汤匙从右手虎口中将淮山泥挤出，下到热水中，小火烧开煮熟捞出淮山丸放入冷水盆中。

（3）将淮山丸、红菇下入高汤锅中，加盐、味精烧开，捞出盛碗中，撒入胡椒粉即可。

8 红菇牛脑

菜品简介：牛脑味甘性温，具有养血息风、生津止渴、消食化积之功效；红菇味甘性温，有补虚养血、滋阴、清凉解毒的功效，还具有增加机体免疫力和抗癌

等作用，经常食用，可使
人皮肤细润，精力旺盛，
益寿延年，菜品清香软嫩，
备受群众喜爱。

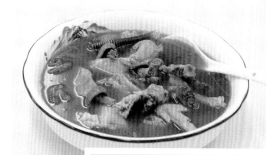

主　　料：牛脑一副。

配　　料：红菇、生姜各适量。

调　　料：精盐、料酒、味精各适量。

制作方法：（1）牛脑入清水淹没，用
手托着撕尽血筋，入微开水锅中氽熟后，
切成块待用。

（2）红菇切去菇脚，洗净泥沙，用清水浸泡。

（3）将切好的牛脑盛入汤碗中，加入料酒、
生姜炖20分钟，再加入红菇和浸泡红菇水，加精盐、味精炖15分钟即可。

9 红菇月子鸡

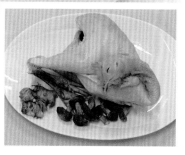

菜品简介：鸡肉有温中益气、补虚填
精、健脾胃、活血脉、强
筋骨的功效；红菇为纯天
然食品，味甘性温，有补
虚养血、滋阴、清凉解毒
的功效，还具有增加机体免疫力和抗
癌等作用。红菇月子鸡成品醇香，是
沙县民间产妇坐月子必食之名菜。

主　　料：土鸡2000克。

配　　料：红菇100克，生姜100克。

调　　料：盐、味精、土红酒、茶油各适量。

制作方法：（1）将土鸡宰杀洗净切大块用烧开的水烫去污血，用冷水洗净沥干待用。

（2）将红菇剪去菇脚用冷水浸泡，生姜洗净拍松。

（3）将锅烧热倒入茶油、生姜、土鸡炒干水分，倒入土红酒焖10分钟后

加入开水炖至鸡熟，再加入泡好的红菇炖 10 分钟即可。红菇不能过分清洗，不能放得太早，否则红菇的香味容易挥发，加红菇时可以把浸泡的红菇水一起倒入鸡汤中。

10 黄精淮山炖土鸡

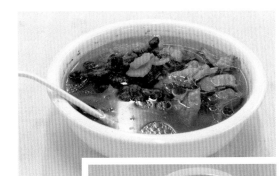

菜品简介：鸡肉有温中益气、补虚填精、健脾胃、活血脉、强筋骨的功效；黄精具有补脾、润肺生津、益肾的作用；淮山补肺脾肾，含有黏蛋白、胃蛋白酶、皂苷、分散碳水化合物的多酚氧化酶等物质，可用于脾虚胃弱，体倦乏力，口干食少，肺虚燥咳，精血不足，内热消渴。常饮此汤，具有补脾润肺益肾、养生健体的辅助效果。

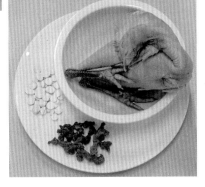

主　　料：土鸡 1000 克（净重）。

配　　料：鲜黄精 100 克（或干黄精片 20 克），干淮山片（金薯）30 克，生姜 15 克。

调　　料：精盐 2 克，鸡精 5 克。

制作方法：（1）将宰杀好的土鸡洗净砍成小块焯水沥干备用；鲜黄精洗净切片（焯水）备用；生姜切片备用。

（2）将处理好的主料、配料按配比装入炖碗中，加入精盐、清水上蒸笼蒸 1 小时左右即可。

注意事项：黄精是气阴双补之药，因此胃寒的人尽量别吃。

11 韭菜炒蛋

菜品简介：韭菜味甘、性温，温脾、益胃、助肾；鸡蛋味甘、性平，归肺、脾、胃经，二者共同作用，具有补肾助阳、健胃消食、改善便秘等功效。这是沙县百姓常食的菜品及滋补药膳。

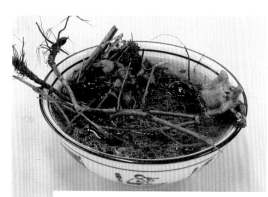

主　　料：韭菜100克。

配　　料：鸡蛋6个。

调　　料：盐、味精各适量。

制作方法：（1）将韭菜洗净切小段，鸡蛋加盐、味精搅散下油锅炒熟。

（2）锅中倒油将韭菜炒熟加盐、味精，倒入熟鸡蛋翻炒均匀即可。

12 龙芽草脱力汤

菜品简介：龙芽草有收敛止血、止痢、截疟、补虚功效；大枣、黄芪可以起到很好的补气补血作用。该菜品在沙县民间常用于脱力劳伤。

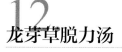

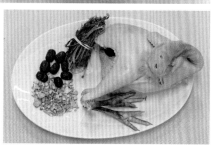

主　　料：鸡1000克。

配　　料：龙芽草（仙鹤草）30克，黄芪10克，大枣10克。

调　　料：盐适量。

制作方法：（1）将鸡洗净切成小块，放入开水锅焯水捞出过凉水沥干备用。

（2）将龙芽草、黄芪、大枣洗净，和鸡一起放入碗中加水上笼炖30分钟左右即可。

13 枇杷叶炖鸡

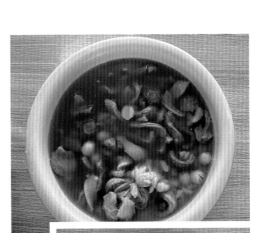

菜品简介： 枇杷叶具有止咳化痰、降气和胃的作用，适用于治疗肺热之咳嗽、咳痰，胃热之呃逆、呕吐等。鸡肉有温中益气、补虚填精、健脾胃、活血脉、强筋骨的功效。这是沙县民间妊娠呕吐时保胎必食药膳。

主　　料： 老鸡 750 克。

配　　料： 鲜枇杷叶 30 克，茶油、老姜各适量。

调　　料： 盐 2 克。

制作方法：（1）鲜枇杷叶刷去叶表面细毛，洗净放入锅中加入山泉水，小火煮 30 分钟。

（2）鸡切块洗净后用茶油、老姜爆炒，倒入鲜枇杷叶汤，隔水炖 1 小时左右，取出加盐调味即可食用。

14 砂仁莲子猪肚汤

菜品简介： 根据中医药理论以形补形，以猪肚为主要食材，为猪科动物猪的胃，具有补虚损、健脾胃的功效，对虚劳羸弱，泄泻，下痢，消渴，小便频数，小儿疳积等有一定食疗作用，同时能用猪肚烹调出各种美食。配伍砂仁、白豆蔻：辛，温，归脾、胃、肾经；化湿开胃、温脾止泻、理气安胎；用于湿浊中阻，脘痞不饥，脾胃虚寒，呕吐泄泻，妊娠恶阻，胎动不安。白胡椒有温中下气、消痰解毒的功效。白胡椒主治寒痰食积、脘腹冷痛、反胃、呕吐清水、泄泻、冷痢，解食物毒；老姜、老酒：驱寒暖胃、去腥味、解毒，具有暖胃驱寒、行气消积开胃、健脾胃、补虚强身的功效，脾胃虚寒等食少便溏、胃脘疼痛、胃下垂、慢性胃炎等患者宜食用，药食同源，老少皆宜，食材易得，做法简单，不但好看好吃还能刺激食欲。

主　　料：猪肚 750 克。

配　　料：莲子 100 克，砂仁 5 克，白豆蔻 5 克，白胡椒 10 克，老姜 50 克，老酒适量。

调　　料：盐适量。

制作方法：（1）猪肚用木薯粉、小苏打洗净，焯水，加老酒、老姜去腥，冷水冲洗两次，洗净多余油杂和废料，顺着猪肚纹路横切，切成 1.5 厘米条状。

（2）砂仁、白豆蔻、白胡椒用纱布包好，所有材料入砂锅，清水 1 升，盐 1 勺，高火慢炖 3.5~4 小时即可出锅装盘。

15 山药羹

菜品简介：山药羹具有很高的营养价值，可以健脾、益气、固肾、消除疲劳。这是沙县百姓常食的菜品及滋补药膳。

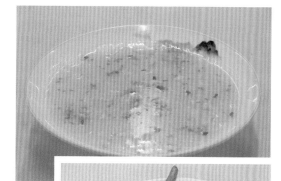

主　　料：山药（金薯）250 克。

配　　料：瘦肉末 20 克，胡萝卜末 10 克，香葱适量。

调　　料：盐、味精各适量。

制作方法：（1）将山药洗净打成泥状待用。

（2）锅上火烧热加油将瘦肉末、胡萝卜末炒熟加入清汤烧开，倒入山药泥用炒勺搅拌均匀，加盐、味精、葱花即可食用。

16. 五彩山药丝

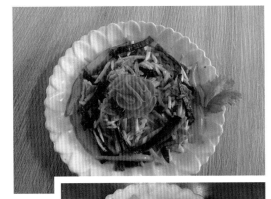

菜品简介： 山药有补脾、养肺、固肾、益精之功效，主治脾虚泄泻、食少浮肿、肺虚咳喘、消渴（降血糖）、遗精、带下、肾虚尿频。佐以莴笋青色入肝，胡萝卜赤色入心，黄椒黄色入脾，黑木耳黑色入肾，协同补益五脏功能，不但好看好吃还能刺激食欲。所用食材均为药食同源，经济实惠易得，制作简单，老少皆宜，具有普遍性，适宜推广。

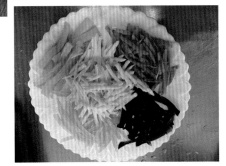

主　　料： 山药 250 克。

配　　料： 胡萝卜、莴笋、黄灯笼椒、黑木耳各适量。

调　　料： 盐适量。

制作方法：（1）把山药、胡萝卜、莴笋削皮推丝，黄椒、黑木耳切丝，水烧开分别依次放入黑木耳、黄椒、山药、胡萝卜、莴笋焯水，捞出过两次冷水。

（2）热锅冷油，大火翻炒，加入盐调味即可装盘。

17. 养肝方陈皮炖土猪肉

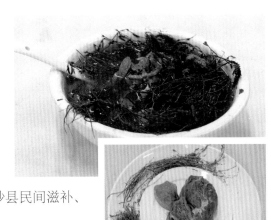

菜品简介： 养肝方具有清热泻火解毒、利湿、疏肝理气明目的功效，陈皮可起到理气健脾、燥湿化痰的作用。二者炖土猪肉汤鲜味美，营养丰富。这是沙县民间滋补、保肝菜肴。

主　　料： 土猪肉 750 克。

配　　料：鸡眼草（蝇翅、小号蝇翼）10 克，地耳草（黄花仔、田基黄）10 克，叶下珠（鸭母珠、阿妈珠）10 克，陈皮 3 克，姜片 2 克。

调　　料：盐 2 克。

制作方法：鸡眼草、地耳草、叶下珠、陈皮洗净，土猪肉切成小粒，放入开水里焯一下，放入炖盅里，加入所有配料和清水后盖上盖子，炖 1.5~2 小时取出调入食盐即可食用。

18 养肝方花旗参煲乌骨鸡

菜品简介：养肝方具有清热泻火、疏肝理气、解毒保肝的功效；花旗参有补气养阴、生津止渴的作用；乌骨鸡滋补养生功效强，具补肾壮阳、补血补气的功效。花旗参煲乌鸡汤不但美味可口，而且营养成分高，可用于保肝护肝。

主　　料：乌骨鸡 800 克。

配　　料：鸡眼草（蝇翅、小号蝇翼）10 克，地耳草（黄花仔、田基黄）10 克，叶下珠（鸭母珠、阿妈珠）10 克，西洋参 3 克，大枣 2 粒，蜜枣 2 粒，无花果 2 个，麦冬 5 克，莲子 8 粒，枸杞 5 克，生姜 2 片。

调　　料：盐适量。

制作方法：（1）将乌骨鸡砍小块用热水洗净沥干放入汤碗中。

（2）鸡眼草、地耳草、叶下珠、大枣、蜜枣、无花果、麦冬、莲子、生姜全部洗净放入汤碗中，加入山泉水加盖上锅炖 2 小时左右，临出锅前 10 分钟加入枸杞、西洋参（另炖），炖好取出加食盐调味即可食用。

19
养肝方老鸡汤

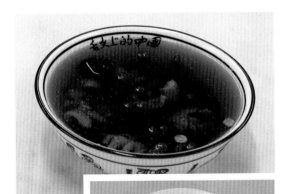

菜品简介：养肝方具有清热泻火解毒、利湿、疏肝理气明目的作用，鸡肉有温中益气、补虚填精、健脾胃、活血脉、强筋骨的功效。这是沙县民间滋补美食，认为有保肝作用。

主　　料：老鸡750克。

配　　料：鸡眼草（蝇翅、小号蝇翼）10克，地耳草（黄花仔、田基黄）10克，叶下珠（鸭母珠、阿妈珠）10克。

调　　料：盐2克。

制作方法：鸡眼草、地耳草、叶下珠洗净，鸡切块洗净，把材料一起放入炖盅，加入山泉水，隔水炖1小时左右，取出加盐调味即可食用。

20
药膳牛鞭

菜品简介：药膳牛鞭系夏茂牛系列菜品之一，它富含雄激素、胶原蛋白质、脂肪，可补肾扶阳、补益气血，主治肾虚阳痿、遗精、腰膝酸软、神疲乏力等症，也是女性美容驻颜首选之佳品。

主　　料：牛鞭（牛冲）1具。

配　　料：枸杞10克，党参10克，黑枣、葱、姜各适量。

调　　料：精盐、料酒、味精、茶油各适量。

制作方法：（1）将鲜牛鞭用清水煮至柔嫩取出，顺尿道剖成两片，除掉尿道膜刮洗干净，剞上菊花花刀后改成段。

（2）葱、姜、料酒等和改刀后的牛鞭一同放入水锅中加热煨制，然后沥干。

（3）锅烧热加茶油烧至6成热，将葱、姜丝煸香后投入煨好的牛鞭中，并加料酒、鸡汤，而后放入枸杞、党参、黑枣、精盐、味精烧开，撇去浮沫，盛入砂锅小火烧至入味即可食用。

21 药膳牛腩

菜品简介：药膳牛腩系夏茂一带的民间传统菜肴，此菜取牛腹部及靠近牛肋处的松软肌肉，能提供高质量的蛋白质，含有全部种类的氨基酸，有暖胃作用。这是沙县民间常用寒冬补益佳品。

主　　料：牛腩1000克。

配　　料：生姜、白萝卜各适量，当归10克，枸杞15克。

调　　料：精盐、味精、料酒各适量。

制作方法：（1）将牛腩切条，焯水后用冷水洗净；白萝卜切滚刀块，生姜洗净拍松，当归、枸杞洗净待用。

（2）锅烧热加油将生姜、牛腩炒至水干，加入料酒烧15分钟，加水烧开倒入瓦罐中，加当归、枸杞小火烧至软烂，放入精盐、味精、料酒调味即可食用。

22 益母草白苞蒿煮蛋

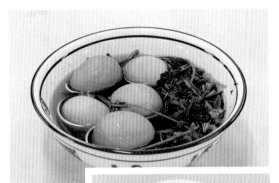

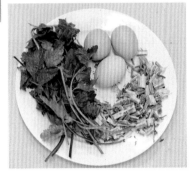

菜品简介：益母草、白苞蒿煮鸡蛋的主要功效是补血、养血、活血调经。这是沙县民间常食的调经药膳。

主　　料：鸡蛋4个。

配　　料：益母草（红花艾、白花艾）50克，白苞蒿（乌冬菜、泥鳅菜、鳅菜）30克。

制作方法：将益母草、白苞蒿、鸡蛋与水同煮，吃蛋喝汤。

二、

清热类药膳

23
白茅根炖鸭

菜品简介: 白茅根(茅根)有凉血止血、清热利尿、清肺胃热的作用,老鸭补中益气、清热凉血、润肺止咳。这是沙县民间夏季清热用必食菜肴。

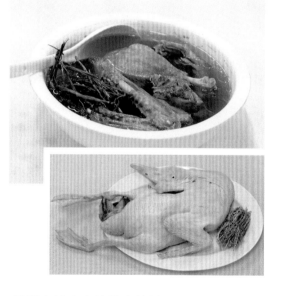

主　　料: 农家散养土鸭 750 克。

配　　料: 鲜白茅根(茅根)50 克。

调　　料: 生姜适量,精盐 2 克。

制作方法: (1)净鸭砍成大小均匀的块,用开水焯去血沫洗净待用。

　　　　　　(2)鲜白茅根洗净泥沙和杂质,生姜切片。

　　　　　　(3)将处理好的鸭块放入汤盆,加生姜、白茅根、山泉水(用保鲜膜包好防止蒸汽倒流),上蒸锅炖 1.5 小时,取出调入精盐即可食用。

24
败酱草炖排骨

菜品简介：败酱草属于清热解毒药物，具有清热解毒、祛瘀止痛、排脓的功效，排骨滋阴健脾、补中益气、强健筋骨。这是沙县民间夏季常食清热菜肴，痔疮肿痛患者常用。

主　　料：鲜排骨 500 克。

配　　料：败酱草（根或者全草）（黄花败酱、攀倒甑、苦斋、苦苴、苦菜）30 克。

调　　料：精盐 2 克。

制作方法：（1）鲜排骨砍成小块用清水冲洗干净待用；败酱草用清水泡胀洗净待用。

（2）准备一个汤盆，将洗净的排骨、败酱草装入并加入山泉水（最好用保鲜膜包好防止蒸汽倒流），上蒸柜炖 1 小时，取出调入精盐即可食用。

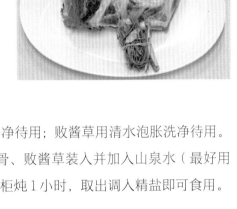

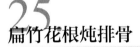

25
扁竹花根炖排骨

菜品简介：扁竹花根清热解毒、清咽利喉、消肿止痛、美容养颜，排骨滋阴健脾、补中益气、强健筋骨。这是沙县民间夏季清热必备美食。

主　　料：鲜猪排骨 750 克。

配　　料：鲜扁竹花根（射干）50 克，生姜 15 克。

调　　料：精盐 2 克，鸡精 5 克。

制作方法：（1）新鲜猪排骨砍成小块，用清

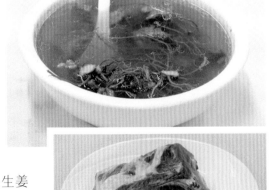

水洗净待用；鲜扁竹花根用清水洗净待用，生姜洗净切片待用。

（2）将全部食材装入汤盆，加入山泉水上蒸柜炖制 1.5 小时取出，调入精盐、鸡精即可食用。

26 淡竹叶根炖鸭母

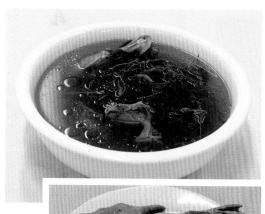

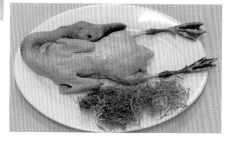

菜品简介： 淡竹叶的根有清热除烦、利尿、止咳的功效，老鸭母补中益气、清热凉血、润肺止咳。这是沙县民间常食清热药膳，可用于心火旺盛引起的口舌生疮、口腔糜烂、小便短赤、不寐。

主　　料： 水鸭母 1 只。

配　　料： 淡竹叶根（或者全草）（麦冬）30 克。

调　　料： 精盐 2 克。

制作方法： （1）水鸭母砍成大块焯水清洗干净，淡竹叶根清洗干净。

（2）准备一个汤盆，将洗净的淡竹叶根、水鸭母块放入并加山泉水（最好用保鲜膜包好防止蒸汽倒流），上蒸柜炖 1.5 小时，取出调入精盐即可食用。

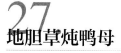038

———

039

27 地胆草炖鸭母

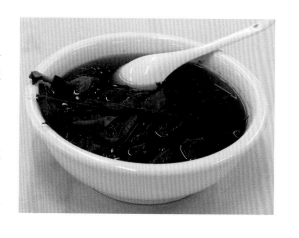

菜品简介： 地胆草有清热解毒、利尿消肿、除湿、解毒的功效，可以治疗血热造成的鼻出血，湿热导致的黄疸、淋证，以及水肿、虫蛇咬伤；老鸭母补中益气、清热凉

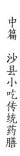

血、润肺止咳。这是沙县民间夏季必食清凉菜肴，常用于水肿。

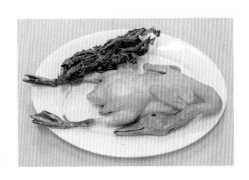

主　　料：水鸭母1只。

配　　料：地胆草（丁公秋、地冬秋）20克。

调　　料：精盐2克。

制作方法：（1）将水鸭母砍成大块焯水清洗干净，地胆草清洗干净。

（2）准备一个汤盆，将洗净的地胆草、水鸭母块放入并加山泉水（最好用保鲜膜包好防止蒸汽倒流），上蒸柜炖1.5小时，取出调入精盐即可食用。

28

地苽根炖鸡

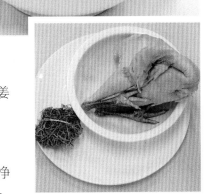

菜品简介：地苽根具有清热凉血、消肿解毒的功效，鸡肉有温中益气、补虚填精、健脾胃、活血脉、强筋骨的功效。这是沙县民间常用清热药膳。

主　　料：小母鸡1000克。

配　　料：地苽根（早稄仔、枣稄仔）30克，生姜适量。

调　　料：精盐2克。

制作方法：（1）将小母鸡砍成小块，用清水洗净待用；地苽根洗净待用，生姜切片待用。

（2）将全部原料放入汤盆，加入山泉水加盖上蒸笼炖1小时，取出调入精盐即可食用。

29

枸杞叶小肠汤

菜品简介：此药膳有清热消肿的功效，可以起到缓解烦渴、热毒疮肿等病症的作用。这是沙县民间常用的清热药膳。

主　　料：猪小肠 500 克。

配　　料：枸杞叶 30 克。

调　　料：精盐 2 克。

制作方法：（1）猪小肠洗净切段，再用
清水冲洗干净放入锅中，加
入山泉水中火炖1小时待用。

（2）枸杞叶洗净下开水锅
中焯水，捞出放入炖好的小
肠汤中上蒸柜炖 20 分钟，取出调入精盐
即可食用。

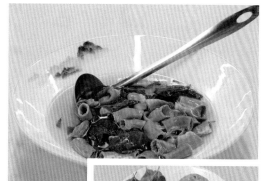

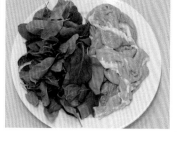

30
黄花菜根炖排骨

菜品简介：鲜黄花菜根清热利湿、解毒消肿、凉血止血，排骨滋阴健脾、补中益气、
强健筋骨。其为清热利湿、解毒、凉血药膳，是沙县民间三伏天的必食
药膳。

主　　料：排骨 750 克。

配　　料：鲜黄花菜根（萱草、金针菜根）100 克。

调　　料：精盐 2 克。

制作方法：（1）将排骨砍成小块，用清水洗净；鲜黄花菜根洗净泥沙去除杂质。

（2）将主料、配料装入炖汤碗中，加入清水，上蒸笼炖制 1 小时，取出
加入精盐调味即可食用。

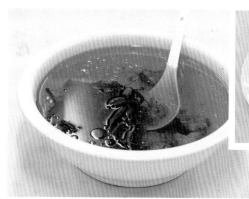

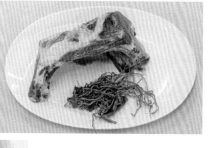

31
金线莲炖水鸭

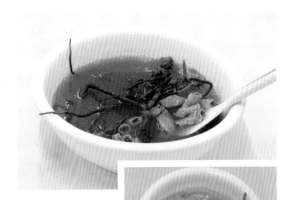

菜品简介： 金线莲具有清热凉血、消肿解毒、润肺止咳的作用；老鸭补中益气、清热凉血、润肺止咳。这是沙县民间必食清热、滋补菜肴，认为有保肝作用。

主　　料： 水鸭1只。

配　　料： 鲜金线莲（金线兰、花叶开唇兰）20克（或干品3克），生姜5克，大枣6枚。

调　　料： 盐适量。

制作方法：（1）将水鸭去头整只（也可以砍成大块）清洗干净，并焯水一遍，鲜金线莲清洗干净。

（2）选用能容纳一只鸭大小的锅，锅中加适量水，把整只鸭放入，先开大火，待汤沸腾后转至小火，同时加入鲜金线莲和大枣，接着慢炖2小时。

（3）出锅前加入盐等调味即可食用。

32
苦菜小肠汤

菜品简介： 苦菜味苦性寒，具有清热解毒、凉血、散瘀排脓的功效，小肠汤具有止渴止血或延缓衰老等功效。这是沙县民间常食清热药膳。

主　　料： 猪小肠500克。

配　　料： 攀倒甑（黄花败酱、败酱草、苦斋、苦苴、苦菜）全草、根、鲜嫩叶30克。

调　　料： 精盐2克。

制作方法：（1）猪小肠洗净切段再用清水冲洗干净放入锅中，加入山泉水中火炖1小时待用。

（2）鲜苦菜洗净下开水锅中焯水，捞出放入炖好的小肠汤中上蒸柜炖20分钟，取出调入精盐即可食用。

33
龙须根炖猪颈肉

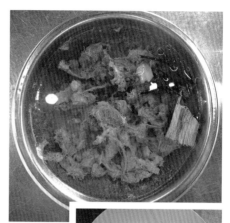

菜品简介：其具有清热解毒、治疗小儿疳积、增加食欲的作用。

主　　料：猪颈肉1000克。

配　　料：龙须根（斑竹花根、生射干根）30克，盐肤木根（蒲连盐、风轮盐）10克，竹叶榕根（小号牛奶根）10克。

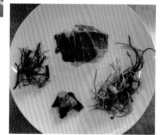

调　　料：盐适量。

制作方法：猪颈肉切块，洗净血水，放入炖盅中，加入水和上述药材，隔水炖50分钟，取出调入盐即可食用。

34
马兰根排骨

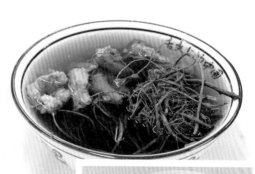

菜品简介：马兰根具有清热解毒、活血消肿等功效，与排骨同炖可清热凉血。这是沙县民间常用的清热药膳。

主　　料：鲜排骨500克。

配　　料：马兰根（白菊花）30克。

调　　料：精盐2克。

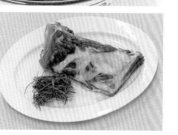

制作方法：（1）鲜排骨砍成小块，用清水冲洗干净待用；马兰根用清水泡胀洗净待用。

（2）准备一个汤盆，将洗净的排骨、马兰根装入并加入山泉水，最好用保鲜膜包好防止蒸汽倒流，上蒸柜炖1小时，取出调入精盐即可食用。

35
蒲公英炒蛋

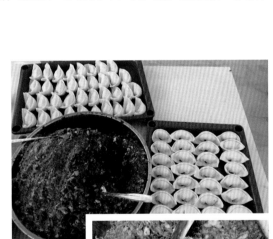

菜品简介：蒲公英炒鸡蛋既清热去火又清肝明目，有利于人的大脑发育，鸡蛋中含有胆碱可以改善记忆力，从而达到健脑发育的作用。这是沙县百姓常食的清热药膳。

主　　料：鸡蛋4枚。

配　　料：蒲公英适量。

调　　料：盐、味精各适量。

制作方法：（1）将蒲公英洗净切小段，鸡蛋加盐、味精搅散下锅炒熟。

（2）锅中倒油将蒲公英炒熟，加盐、味精调味，倒入熟鸡蛋翻炒均匀即可食用。

36
荠菜水饺

菜品简介：荠菜具有清热解毒、利水凉血、明目的功效；主治麻疹、水肿、乳糜尿、尿血、痢疾、高血压、小儿疳热。荠菜水饺是一道美味佳肴，是沙县百姓常食的清热药膳。

主　　料：荠菜适量。

配　　料：猪瘦肉或五花肉适量。

调　　料：香葱、食盐、生抽、味精各适量。

制作方法：（1）将面粉制作成水饺皮。

（2）荠菜洗净，生的剁碎或者开水焯后剁碎。

（3）猪瘦肉或者五花肉剁成肉泥，加入荠菜和适量食盐、生抽、香葱、味精搅拌均匀，制作成水饺。

37
青草冻

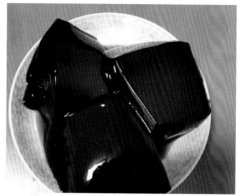

菜品简介：凉粉草（仙草、仙草冻、青草冻）具有清热利湿、凉血、解暑等功效，可用于中暑、消渴、高血压症、肌肉关节疼痛。这是沙县民间传统美食及清热解暑药膳。

主　　料：凉粉草适量。

配　　料：木薯粉适量。

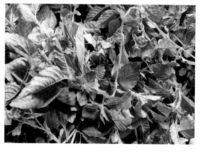

调　　料：食用碱、蜂蜜各适量。

制作方法：（1）取凉粉草（可以用干的草，也可以用新鲜的草）的地上部分，洗净，放入水中，加入食用碱，煮大约60分钟，中间不断捣烂，捞出过滤去渣，药液备用。

（2）药液放入锅中继续煎煮至一定稠度时加入调制好的木薯粉，不断搅拌，使之混合均匀，避免粘锅有焦味，到一定稠度时取出，放凉结冻。

（3）食用时剁碎，加入适量的蜂蜜或者炼制的冰糖，冰的山泉水等。

38
射干炖瘦肉

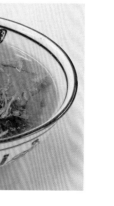
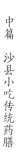

菜品简介：射干是一种清咽、消肿、解毒的中药，射干炖瘦肉是沙县民间常食清热药膳。

主　　料：猪瘦肉500克。

配　　料：鲜射干（扁竹花根、斑竹花、龙须根）30克。

调　　料：精盐2克。

制作方法：（1）猪瘦肉洗净切片用清水冲洗干净，
鲜射干洗净待用。

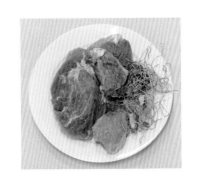

（2）准备一个汤盆，将洗净的猪瘦肉片、
鲜射干装入并加入山泉水，上蒸柜炖30
分钟，取出调入精盐即可。

39 叶下珠炖鸭肝

菜品简介：鲜叶下珠有清热平肝、解毒
消肿的功效，可治目赤肿
痛、夜盲、眼花眼蒙。鲜
鸭肝补血养肝、保护眼睛、
增强免疫。这是沙县民间
肝火旺盛、目赤肿痛、视力不好人群常
食的药膳及作为保肝药膳。

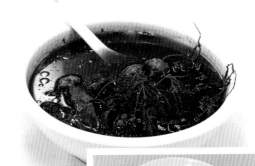

主　　料：新鲜鸭肝400克，瘦肉100克。

配　　料：鲜叶下珠（鸭母珠、阿妈珠）全草30克。

调　　料：精盐2克。

制作方法：（1）将鸭肝用清水洗干净沥干水分待用，瘦肉切片洗净待用，叶下珠洗
净待用。

（2）取一汤盆将全部食材与配料放入，加入山泉水包上保鲜膜上锅炖30
分钟取出，调入精盐即可食用。

40 鱼腥草饭汤

菜品简介：鱼腥草具有清热解毒、消痈
排脓、利尿通淋等功效，
熟米汤水具有滋阴润燥、
促进消化、减轻鱼腥草寒

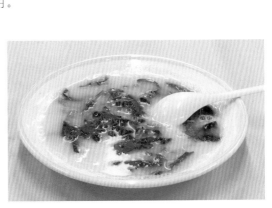

凉之效。这是沙县常用清热药膳。

主　　料：大米 250 克。

配　　料：鲜鱼腥草（蕺菜、吉朝）嫩叶 30 克。

调　　料：盐 3 克，味精 2 克。

制作方法：（1）将米洗净放入锅中再加入清水，大
火烧开，小火熬煮 30 分钟后，将米粒捞
出来打烂倒入米汤中再煮 10 分钟待用。

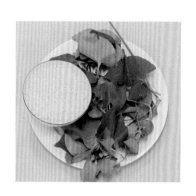

（2）鱼腥草摘下嫩叶洗净，放入烧开水锅中焯水后捞出切末再放入饭汤
烧开，加盐、味精即可食用。

41

折耳根小肠汤

菜品简介：折耳根具有清热解毒、消痈
排脓、利尿通淋等功效，
小肠能够清热解毒、开胃
理气、增进食欲、促进消化。
这是沙县常用清热药膳。

主　　料：猪小肠 500 克。

配　　料：折耳根（蕺菜根、鲜鱼腥草根、吉朝根）
30 克。

调　　料：精盐 2 克。

制作方法：（1）猪小肠切段，用清水冲洗干净，加
入山泉水中火炖 1 小时待用。

（2）折耳根洗净，放入炖好的小肠汤中上蒸柜炖 20 分钟，取出调入精盐
即可食用。

42

栀子豆腐干

菜品简介：栀子（黄衣）具有泻火除烦、清热利尿、凉血的功效，主治火热之证，作
为豆干食品染色用，可以缓解其他调味剂如辣椒、大蒜的热性。这是一道

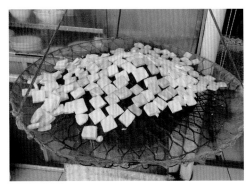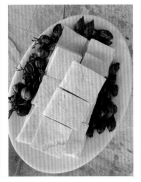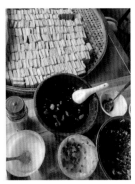

特色美味佳肴，是沙县百姓常食的清热药膳。

主　　料：栀子、豆腐干适量。

调　　料：辣椒、大蒜、香葱、味精、麻油各适量。

制作方法：（1）将黄豆制作成豆腐干。

（2）栀子果实破碎煎煮过滤，滤液备用。

（3）将豆腐干放入栀子液中煮透染色，捞出放凉，食用时蘸佐料吃，佐料有沙县特制的豆豉油，随意加入辣椒、大蒜泥、味精、香葱、麻油，将豆腐干捏碎蘸来吃。色、香、味俱全。这是沙县特色名小吃。

43

栀子根炖老鸭

菜品简介：栀子根清热利湿、凉血止血、抗菌消炎；老鸭补中益气、清热凉血、润肺止咳。这是沙县民间夏季清热利湿必食菜肴。

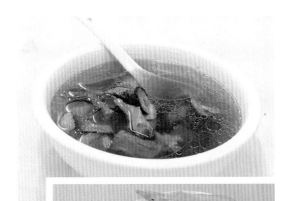

主　　料：新鲜老鸭750克。

配　　料：栀子根（黄衣）20克。

调　　料：精盐2克。

制作方法：（1）将老鸭砍成大小均匀的块，用开水焯尽血沫，洗净沥干；栀子根清洗干净。

（2）将处理好的食材一起装入汤盆，加入山泉水用保鲜膜包好上蒸柜炖1.5小时，取出调入精盐即可食用。

44

金线莲炖小母鸡

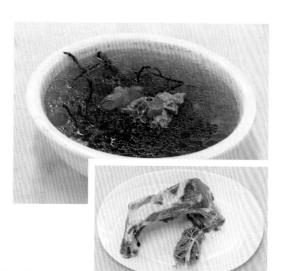

菜品简介：金线莲炖小母鸡具有很好的滋补美容以及清热凉血、解毒的效果，同时还能够调节身体功能。这是沙县民间常食清热、滋补的佳肴，还能保肝。

主　　料：散养小母鸡1只。

配　　料：金线莲（金线兰、花叶开唇兰）干品6克，大枣3枚，无花果3粒，蜜枣2个，姜片3片。

调　　料：盐2克，鸡精3克。

制作方法：（1）小母鸡洗净剁成块。

（2）金线莲洗掉表面的灰尘。

（3）烧开一锅水，将鸡块焯水至变色，捞起后用清水洗去表面的浮沫。

（4）将全部食材装入炖盅内，加入山泉水加盖上蒸锅炖2小时左右，加盐、鸡精调味即可食用。

45

臭牡丹炖排骨

菜品简介：臭牡丹具有清热解毒、祛风除湿、消肿止痛的功效，可治痈疽、疔疮。排骨滋阴健脾、补中益气、强健筋骨。这是沙县民间常食祛风湿、清热菜肴。

主　　料：鲜排骨500克。

配　　料：臭牡丹（过墙风、尖齿臭茉莉、臭屎根）

30 克。

调　　料：精盐 2 克。

制作方法：（1）鲜排骨砍成小块用清水冲洗干净待用；臭牡丹用清水泡洗净待用。

（2）准备一个汤盆，将洗净的排骨、臭牡丹装入，加入山泉水（最好用保鲜膜包好防止蒸汽倒流），上蒸柜炖 1 小时，取出调入精盐即可食用。

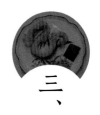

三、祛湿类药膳

46

艾草根煲鸡汤

菜品简介：艾草根具有散寒、除湿、温经、止血、安胎的功效，对消化道炎症有一定的止痛、止血作用，可以帮助黏膜的修复。鸡肉有温中益气、补虚填精、健脾胃、活血脉、强筋骨的功效。这是沙县民间散寒、除湿、温经止血滋补美食，常用于风湿、妇女月经不调。

主　　料：老母鸡 750 克。

配　　料：鲜艾草根 30 克（干艾草根 15 克），生姜 5 克。

调　　料：盐 2 克。

制作方法：（1）母鸡宰杀后洗净，砍成大块放入开水中焯水后洗去浮沫。

（2）将艾草根用清水洗净，捞出沥水待用，生姜拍碎。

（3）将所有材料放入汤煲中，加入山泉水，大火烧开转中小火煲 30 分钟，再转小火煲制 1 小时左右，关火后加入精盐即可食用。

47 草根黄鳝煲

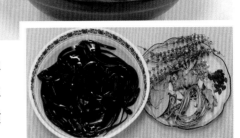

菜品简介：鳝鱼具有益气血、补肝肾、强筋骨、祛风湿之功效；当归有补血活血、调经止痛的功效；党参含有较丰富的维生素、氨基酸、生物碱以及微量元素等营养成分，可用于气血不足，体倦乏力，脾胃虚弱，肺虚燥咳。药膳对于气血、肝肾不足，风湿痹症等都有一定的食疗作用。

主　　料：活鳝鱼 500 克。

配　　料：当归 5 克，党参 5 克，桂叶 1 克，链珠藤（香藤、香藤仔）10 克，菖蒲或者石菖蒲（荜菝）5 克，生姜 10 克，罗勒（胡椒草）5 克，枸杞 5 克。

调　　料：精盐 2 克，老酒 30 克，鸡精 5 克。

制作方法：（1）首先将鳝鱼倒入深桶中，用老酒腌 20 分钟，把各种草根与香料洗净待用。

（2）将腌好的鳝鱼倒入高压锅中，放入洗净的香料和草根，加入调味品和清水，注意水量以刚没过鳝鱼为准，加盖上灶压制，时间以高压锅上汽 5 秒左右即可关火；待高压锅内自然降压开盖，将鳝鱼倒入砂锅中，放入泡好的枸杞小火烧开即可。

48 草根土鸡汤

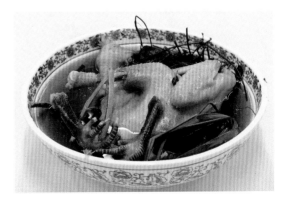

菜品简介：鸡肉有温中益气、补虚填精、健脾胃、活血脉、强筋骨、开窍醒神的功效，所配的草根对治疗风湿病、关节炎、湿阻脾胃、食欲不振有特殊功效。沙县人宴请客人时都会食用这道菜肴。

主　　料：农家散养土鸡 1000 克（净重）。

配　　料：牛奶根（桑科榕属几种植物的根）15 克，链珠藤（香藤、香藤仔）10 克、细叶青萎藤（海风藤、穿山龙、百灵草）10 克，菖蒲或者石菖蒲（荜菝）10 克，生姜 10 克，山茶籽油 20 克。

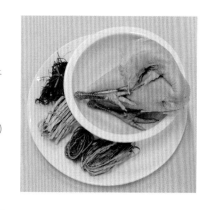

调　　料：盐 2 克，福建老酒 30 克。

制作方法：（1）净土鸡砍大块，洗净沥干水分备用。

（2）净锅烧热下山茶籽油，放入生姜煎香，倒入鸡块煎至鸡肉表面金黄，水汽收干时倒入老酒炒香，加入山泉水烧开，倒入炖碗中放入草根，大火烧开后转小火慢炖 1 小时左右，至肉烂汤香，放盐调味即可食用。

49. 草根兔肉

菜品简介：兔肉有补中益气、凉血解毒之功效，草根有祛风湿、通经络、理气止痛、健脾之功效。这是沙县经常用于风湿关节痛、腰痛、胃寒疼痛等的药膳，是沙县民间流传已久的一道美食。

主　　料：净兔肉 750 克。

配　　料：细叶青萎藤（海风藤、穿山龙、百灵草）15 克，链珠藤（香藤、香藤仔）10 克，羊耳菊根（白牛胆、乌根）20 克，牛奶根（桑科榕属几种植物的根）20 克，生姜 15 克。

调　　料：盐 3 克，料酒 20 克，茶籽油 20 克。

制作方法：（1）将兔肉砍成大块，洗净沥干水分备用。

（2）另起锅烧热，下入茶籽油烧至五成热下生姜煸出香味，然后倒入兔肉中火煎至肉面金黄后再喷适量料酒去腥，倒入砂锅备用。

（3）将草根洗净放入砂锅中，加入适量矿泉水，大火烧开后转小火慢炖 40 分钟左右，调入盐、料酒即可食用。

50
草根鸭公

菜品简介：鸭公有滋阴、补中益气之功效，草根有祛风湿、清热利湿、舒筋活络之功效，经常用于风湿关节痛、劳倦乏力、腰肌劳损、湿气重。这是沙县农忙季节的一道滋补美食。

主　　料：净鸭公（公鸭）1只。

配　　料：细叶青蒌藤（海风藤、穿山龙、百灵草）10克，六月雪（白马骨、六月雪）20克，羊耳菊根（白牛胆、乌根）20克，牛奶根（桑科榕属几种植物的根）10克，生姜20克。

调　　料：盐2克，福建老酒50克，山茶籽油20克。

制作方法：（1）将鸭公砍成块焯水洗净备用。

（2）将穿山龙、六月雪、乌根、牛奶根洗净，加水熬成草根汤备用。

（3）净锅烧热下山茶籽油放生姜煸香倒入鸭公炒干炒香，放老酒焖10分钟，倒入草根汤烧开，撇尽浮沫，入炖碗中上笼炖40分钟左右，取出放入盐调味即可食用。

51
草根猪脚

菜品简介：猪蹄含有丰富的胶原蛋白质，能防治皮肤干瘪起皱、增强皮肤弹性和韧性，草根具有祛风湿、通经络、止痹痛的功效，经常用于风湿关节痛、劳倦乏力、坐骨神经痛、腰肌劳损、胃寒疼痛。这是沙

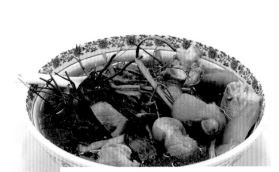

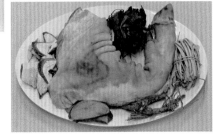

县民间一道脍炙人口的地方滋补美食。

主　　料：猪七寸 1000 克。

配　　料：牛奶根（桑科榕属几种植物的根）20 克，细叶青蒌藤（海风藤、穿山龙、百灵草）10 克，盐肤木根（蒲连盐、风轮盐、蜂轮盐）30 克，山鸡椒根（山苍子、尖仔因）15 克，羊耳菊根（白牛胆、乌根）20 克，生姜 20 克（拍碎）。

调　　料：盐 2 克，福建老酒 20 克，山茶籽油 20 克，鸡精适量。

制作方法：（1）将猪脚洗净，砍成 2.5 厘米左右的块，放入开水锅焯尽血水，捞出过凉水沥干备用。

（2）将牛奶根、盐肤木根、山苍子根、乌根、海风藤分别洗净，一起放入高压锅内，加入清水（2000 克左右），上火压制（上汽压 10 分钟左右），待降压后沥出草根汤备用。

（3）另起锅烧热，下山茶籽油，放生姜煸香，倒入猪脚块炒至肉香皮黄，倒入草根汤烧开，撇尽浮沫，倒入炖碗中上笼蒸 40 分钟左右，取出放入盐、鸡精、老酒调味即可食用。

52
草根猪脚鸡

菜品简介：鸡肉有温中益气、补虚填精、健脾胃、活血脉、强筋骨的功效；猪脚含有丰富的胶原蛋白质，能防治皮肤干瘪起皱、增强皮肤弹性和韧性；草根具有祛风湿、通经络、止痹痛、开窍醒神的功效。这是沙县民间祛风湿、滋补美食。

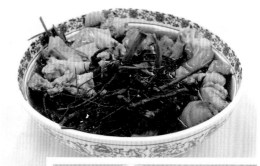

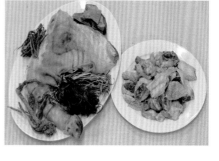

主　　料：鲜猪脚 400 克，土鸡 400 克。

配　　料：山鸡椒根（山苍子、尖仔因）10 克，细叶青蒌藤（海风藤、穿山龙、百灵草）10 克，链珠藤（香藤、香藤仔）10 克，羊耳菊根（白牛胆、乌根）20 克，石菖蒲 10 克，生姜 20 克，山茶油适量。

调　　料：盐 3 克，味精 2 克，老酒 50 克。

制作方法：（1）将鲜猪脚与土鸡砍成大块，焯水洗净待用；山苍子根、海风藤、香藤、乌根、石菖蒲用清水洗净，放入高压锅，加入纯净水将草根汤压好待用（上汽后压 15 分钟左右）；生姜洗净切片待用。

（2）净锅烧热，倒入适量山茶油，放姜片煸香，放入焯水好的猪脚块和鸡块煎炒至外皮微黄，加盐与适量老酒稍焖，将焖好的猪脚块和鸡块取出装入大汤盆或瓦罐中倒入压好的草根汤，上蒸锅蒸炖 1 小时；最后加盐、老酒调味即可食用。

53
草珊瑚炖水鸭母

菜品简介：草珊瑚具有活血散瘀、通络止痛的功效，水母鸭有一定利水、消肿功效。此汤对跌打损伤、风湿关节痛、腰腿痛、骨折、筋骨疼痛有一定疗效，是沙县民间常用祛湿、疗伤、通络止痛的药膳。

主　　料：水母鸭 1000 克。

配　　料：草珊瑚（肿节风、九节龙）30 克，生姜 20 克（拍碎）。

调　　料：盐 2 克，福建老酒 20 克。

制作方法：（1）将水母鸭洗净切成小块，放入开水锅焯水捞出过凉水沥干备用。

（2）将草珊瑚洗净，放入锅中加入清水（2000 克左右），上火熬制 20 分钟左右，沥出草根汤备用。

（3）将老酒、草根汤烧开，撇尽浮沫，倒入装水母鸭碗中上笼炖 90 分钟左右，取出放入盐调味即可食用。

54
乏力草炖猪脚

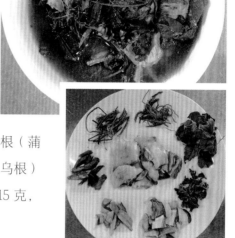

菜品简介：淫羊藿含有淫羊藿苷、黄酮类、挥发油类等成分，具有祛风湿、补肾阳、强筋骨等作用。此汤具有补肾、驱寒、祛风湿的功效。

主　　料：猪脚 1500 克。

配　　料：淫羊藿或者三枝九叶草根及全草（乏力草、花力草）30 克，山鸡椒根（尖仔因）15 克，盐肤木根（蒲连盐、风轮盐）30 克，羊耳菊根（乌根）20 克，竹叶榕根（小号牛奶根）15 克，风藤（穿山龙、百灵草）10 克。

调　　料：老酒、盐、生姜各适量。

制作方法：将猪脚切大块、焯水，加入上述草根、老酒、生姜、水，隔水炖 1 小时。加入适量盐，趁热食用。

55
红藤猪脚

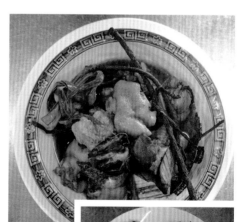

菜品简介：此药膳具有祛劳倦乏力、祛风湿、通经络、祛宫寒之功效。

主　　料：猪脚 1500 克。

配　　料：金剑草或者东南茜草根（红藤、红藤仔）20 克，山鸡椒根（尖仔因）15 克，羊耳菊根（白牛胆、乌根）15 克，竹叶榕根（小号牛奶根）15 克，风藤（穿山龙、百灵草）5 克，生菖蒲叶（莐菝）10 克。

调　　料：生姜、料酒、酒糟、酱油、盐各适量。

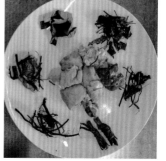

制作方法：（1）将猪脚切大块焯水备用。

（2）将上述根洗净，置于碗底，猪脚覆盖其上；加入调料（生姜、料酒、酒糟、盐、酱油），隔水炖1个小时。

56
黄花倒水莲炖猪脚

菜品简介：猪脚含有丰富的胶原蛋白质，能防治皮肤干瘪起皱、增强皮肤弹性和韧性；黄花倒水莲具有补脾益肾、滋阴降火的功效。此药膳常用于劳倦乏力、风湿关节痛、肾亏多尿、阳痿、产后腰痛、小儿疳积、遗尿等，是沙县民间常用祛湿滋补药膳。

主　　料：猪七寸1000克。

配　　料：黄花倒水莲（黄花金龟、黄花远志）20克，墨鱼20克，生姜20克（拍碎）。

调　　料：盐2克，福建老酒20克，山茶籽油20克。

制作方法：（1）将猪脚洗净砍成2.5厘米左右的块，放入开水锅焯尽血水，捞出过凉水沥干备用。

（2）将黄花倒水莲洗净，放入高压锅，加入清水（2000克左右），上火压制（上汽压10分钟左右），待降压后沥出草根汤备用。

（3）另起锅烧热，下山茶籽油，放生姜煸香，倒入猪脚块炒至肉香皮黄，倒入墨鱼、草根汤烧开，撇尽浮沫，倒入炖碗中上笼蒸40分钟左右，取出放入盐、老酒调味即可食用。

57
黄鳝藤炖猪脚

菜品简介：猪脚含有丰富的胶原蛋白质，能防治皮肤干瘪起皱、增强皮肤弹性和韧性；黄鳝藤根有补脾益气、补肾、活络疏筋、排脓生肌等功效，常用于劳倦乏力、风湿关节痛、胃痛、小儿疳积、带下、月经不调。这是沙县民间常用祛湿滋补药膳。

主　　料：猪七寸 1000 克。

配　　料：多花勾儿茶（黄鳝藤、老鼠藤、乌根）20 克，钩藤根 15 克，生姜 20 克（拍碎）。

调　　料：盐 2 克，福建老酒 20 克，山茶籽油 20 克。

制作方法：（1）将猪脚洗净，砍成 2.5 厘米左右的块，放入开水锅焯尽血水，捞出过凉水沥干备用。

（2）将黄鳝藤、钩藤根洗净，一起放入高压锅并加入清水（2000 克左右），上火压制（上汽压 10 分钟左右），待降压后沥出草根汤备用。

（3）另起锅烧热，下山茶籽油，放生姜煸香，倒入猪脚块炒至肉香皮黄，草根汤烧开，撇尽浮沫，倒入炖碗中上笼蒸 40 分钟左右，取出放入盐、老酒调味即可食用。

58

鸡矢藤炖排骨

菜品简介：鸡矢藤具有祛风利湿、消食化积、消炎止咳、活血止痛之功效，并且气味香醇；排骨滋阴健脾、补中益气、强健筋骨。这是沙县民间常用于风湿疼痛、疳积、消化不良的药膳。

主　　料：鲜排骨 500 克。

配　　料：鸡矢藤（放屁藤、鸡屎藤、臭屁藤）30 克。

调　　料：精盐 2 克。

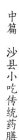

制作方法：（1）鲜排骨砍成小块，用清水冲洗干净待用；鸡矢藤用清水泡胀，洗净待用。

（2）将洗净的排骨、鸡矢藤装入汤盆，加入山泉水（最好用保鲜膜包好防止蒸汽倒流），上蒸柜炖1小时，取出调入精盐即可食用。

59 接骨草炖猪脚

菜品简介：接骨草有活血散瘀、祛风活络的功效，可用于跌打损伤、风湿痛、遗精、带下、坐骨神经痛、痔疮、水肿、腰膝酸痛等病症。用接骨草的根炖猪脚吃，是沙县民间常用祛湿疗伤止痛药膳。

主　　料：猪七寸1000克。

配　　料：接骨草根（七叶洋姜、陆英）30克，生姜20克（拍碎）。

调　　料：盐2克，福建老酒20克，山茶籽油20克。

制作方法：（1）将猪脚洗净砍成2.5厘米左右的块，放入开水锅焯尽血水，捞出过凉水沥干备用。

（2）将接骨草洗净，放入锅中，加清水小火熬制30分钟左右，沥出草根汤备用。

（3）另起锅烧热，下山茶籽油，放生姜煸香，倒入猪脚块炒至肉香皮黄，草根汤烧开撇尽浮沫，倒入炖碗中上笼炖40分钟左右，取出放入盐、老酒调味即可食用。

60 链珠藤炖猪脚

菜品简介：链珠藤具有祛风行气、燥湿健脾、通经活络功效，常用于风湿关节痛、腰痛、湿脚气、泄泻、闭经、产后风、跌打损伤，和猪蹄一起清炖，是沙县民间常用祛湿通络的药膳。

主　　料： 猪七寸 1000 克。

配　　料： 链珠藤（香藤、香藤仔）
　　　　　　30 克，生姜 20 克（拍碎）。

调　　料： 盐 2 克，福建老酒 20 克，
　　　　　　山茶籽油 20 克。

制作方法：（1）将猪脚洗净砍成 2.5
　　　　　　厘米左右的块，放入开水
　　　　　　锅焯尽血水，捞出过凉水沥干备用。

　　　　　　（2）将链珠藤洗净，放入高压锅，加入
　　　　　　清水（2000 克左右），上火压制（上汽压
　　　　　　10 分钟左右），待降压后沥出草根汤备用。

　　　　　　（3）另起锅烧热，下山茶籽油，放生姜
煸香，倒入猪脚块炒至肉香皮黄，老酒、草根汤烧开撇尽浮沫，倒入炖
碗中，上笼炖 40 分钟左右，取出放入盐调味即可食用。

61
牛奶根炖猪脚

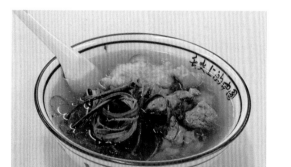

菜品简介： 桑科榕属的根基本用牛奶根
　　　　　　称呼，牛奶根和猪蹄一起
　　　　　　清炖，清香扑鼻，具有健
　　　　　　胃消食、健脾化湿、祛风
　　　　　　湿、活血、降脂、行气通络、
　　　　　　补血养颜等功效，常用于风湿关节痛、胃
　　　　　　痛、慢性支气管炎、闭经、产后瘀血痛、
　　　　　　带下、跌打损伤。这是沙县民间常用草根
　　　　　　药膳的基本组成配伍之一，老少皆宜。

主　　料： 猪七寸 1000 克。

配　　料： 牛奶根 30 克，生姜 20 克（拍碎）。

调　　料： 盐 2 克，福建老酒 20 克，山茶籽油 20 克。

制作方法：（1）将猪脚洗净砍成 2.5 厘米左右的块，放入开水锅焯尽血水，捞出过凉水沥干备用。

（2）将牛奶根洗净一起放入高压锅，加入清水（2000 克左右），上火压制（上汽压 10 分钟左右），待降压后沥出草根汤备用。

（3）另起锅烧热，下山茶籽油，放生姜煸香，倒入猪脚块炒至肉香皮黄，老酒、草根汤烧开撇尽浮沫，倒入炖碗中上笼炖 40 分钟左右，取出放入盐调味即可食用。

62
牛尾菜炖土鸡

菜品简介：牛尾菜具有祛风利湿、通经活络的作用，可用于风湿关节痛、坐骨神经痛、腰痛、乳糜尿、泌尿系感染、闭经、跌打损伤等，与土鸡同炖不仅可以强身健体，还可以提高人体的免疫力。此为沙县民间常用于产妇坐月子祛风药膳。

主　　料：土鸡 1000 克。

配　　料：牛尾菜（七层楼）20 克，老姜 10 克。

调　　料：盐、土红酒、茶油各适量。

制作方法：（1）将土鸡宰杀洗净切大块放入烧开的水中烫去污血，用冷水洗净沥干待用。

（2）将牛尾菜用冷水浸泡，生姜洗净拍松。

（3）将锅烧热，倒入茶油、生姜、土鸡块，炒干水分，倒入土红酒、牛尾菜焖 10 分钟，加入开水煮沸，倒入碗中炖至鸡熟再加入适量盐调味即可食用。

63
山鸡椒盐肤木炖猪脚

菜品简介：山鸡椒、盐肤木具有祛风散寒、温中理气、调中益气、化痰定喘的功效。

用于治疗胃寒疼痛、慢性支气管炎、劳倦乏力、风湿关节痛、坐骨神经痛、腰肌劳损、扭伤、跌打损伤等症。这是沙县民间常用草根药膳的基本组成配伍方。

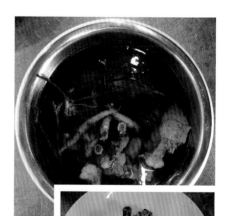

主　　料：猪七寸 1000 克。

配　　料：盐肤木根（蒲连盐、风轮盐、蜂轮盐）30 克，山鸡椒根（山苍子、尖仔因）15 克，生姜 20 克（拍碎）。

调　　料：盐 2 克，福建老酒 20 克，山茶籽油 20 克。

制作方法：（1）将猪脚洗净砍成 2.5 厘米左右的块，放入开水锅焯尽血水，捞出过凉水沥干备用。

（2）将山鸡椒根、盐肤木根洗净一起放入高压锅，加入清水（2000 克左右），上火压制（上汽压 10 分钟左右），待降压后沥出草根汤备用。

（3）另起锅烧热，下山茶籽油，放生姜煸香，倒入猪脚块炒至肉香皮黄，草根汤烧开撇尽浮沫，倒入炖碗中上笼炖 40 分钟左右，取出放入盐、老酒调味即可食用。

64
山尼蛇炖排骨

菜品简介：此药膳益气散结、祛湿，主要用于慢性胃炎、胃癌、食管癌。

主　　料：猪排骨 1000 克。

配　　料：毛花猕猴桃根（沙县话山尼蛇）20 克，金钱豹根（土党参、孩儿参）20 克，竹叶榕根（小号牛奶根）10 克。

调　　料：盐、生姜、老酒各适量。

制作方法：将猪排骨洗净焯水，加入上述药材和水，隔水炖 50 分钟。加入适量盐，趁热食用。

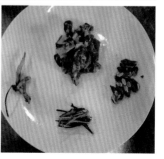

65

天仙果炖土鸡

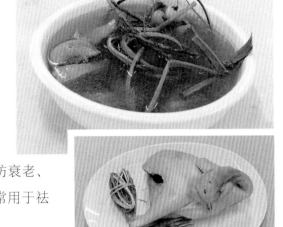

菜品简介： 天仙果补中益气、祛风除湿、主治风湿关节痛、劳倦乏力、脱肛、月经不调、带下、皮肤瘙痒、骨结核、跌打损伤，与土鸡同炖可以恢复元气、消除疲劳、防衰老、促消化等。这是沙县民间常用于祛湿滋补的药膳。

主　　料： 土鸡 1000 克。

配　　料： 天仙果（大号牛奶根）30 克，老姜10 克。

调　　料： 盐、味精、土红酒、茶油各适量。

制作方法： （1）将土鸡宰杀洗净，切大块，在烧开的水中烫去污血，用冷水洗净沥干待用。

（2）将锅烧热，倒入茶油、拍松的老姜、土鸡炒干水分，倒入土红酒焖 10 分钟，加入天仙果，开水煮沸倒入碗中炖至鸡熟再加入适量盐调味即可食用。

66

土杜仲炖猪脚

菜品简介： 土杜仲具有祛风湿、益肾气、健腰膝、活血解毒、利水的功效，常用于风湿痹痛、腰膝酸软、跌打骨折、水肿；猪脚含有丰富的胶原蛋白质，能防治皮肤干瘪起皱、增强皮肤弹性和韧性。这是沙县民间常用于腰痛、风湿痹症的祛湿滋补药膳。

主　　　料：猪七寸 1000 克。

配　　　料：疏花卫矛（山杜仲、黄杜仲、杜仲、土杜仲）30 克，钩藤根 15 克，生姜
　　　　　　20 克（拍碎）。

调　　　料：盐 2 克，福建老酒 20 克，山茶籽油 20 克。

制作方法：（1）将猪脚洗净砍成 2.5 厘米左右的块，放入开水锅焯尽血水，捞出过
　　　　　　凉水沥干备用。

　　　　　　（2）将土杜仲、钩藤根洗净，一起放入高压锅，加入清水（2000 克左
　　　　　　右），上火压制（上汽压 10 分钟左右），待降压后沥出草根汤备用。

　　　　　　（3）另起锅烧热，下山茶籽油，放生姜煸香，倒入猪脚块炒至肉香皮黄，
　　　　　　草根汤烧开撇尽浮沫，倒入炖碗中上笼炖 40 分钟左右，取出放入盐、
　　　　　　老酒调味即可食用。

67.
乌根兔

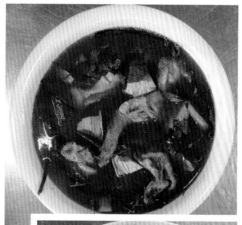

菜品简介：此药膳美容养颜、祛湿、补肾、
　　　　　　健胃。

主　　　料：全兔 1500 克。

配　　　料：羊耳菊根（白牛胆、乌根）30
　　　　　　克，山鸡椒根（尖仔因）15 克，
　　　　　　竹叶榕根（小号牛奶根）20 克，
　　　　　　生菖蒲叶（茸菝）5 克。

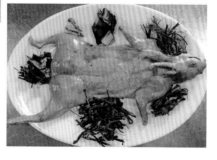

调　　　料：生姜、老酒、盐、茶油各适量。

制作方法：（1）将米糠或茶籽壳放入锅中，
　　　　　　加入少量白糖，用大火将兔子蒸熏
　　　　　　3 分钟。出锅后，将兔子切块备用。

　　　　　　（2）将草根洗净煎煮 2 次，前后
　　　　　　分别煎煮 30 分钟、20 分钟，将两次煎液合并备用。

　　　　　　（3）将锅用大火烧热，加入茶油，生姜拍块放入锅中煎至深黄色；加入
　　　　　　兔肉爆炒，边炒边加入适量老酒，炒好后加入草根汤。隔水蒸熟，加入适
　　　　　　量老酒及食盐，趁热食用。

68

绣花针炖鸭母

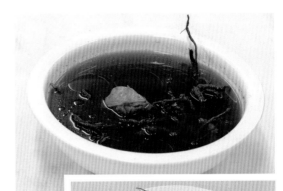

菜品简介： 绣花针味苦、甘，性平，具有祛风利湿、清热解毒、活血消肿、止痛的功效，可以用来治疗痛风、风湿痹痛等疾病，还可以用来治疗痰饮、咳嗽、肺痈以及水肿。老鸭母补中益气、清热凉血、润肺止咳。这是沙县民间常用于祛风利湿、清热解毒、活血消肿、止痛的药膳。

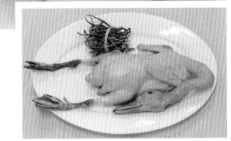

主　　料： 水鸭母1只。

配　　料： 绣花针（半夜根、虎刺、鸟不踏、老鼠刺）30克。

调　　料： 盐2克。

制作方法： （1）将绣花针草洗净，水鸭母砍成大块焯水清洗干净。

（2）准备一个汤盆，将绣花针草、水鸭母放入并加山泉水（最好用保鲜膜包好防止蒸汽倒流），上蒸柜炖1.5小时，取出调入盐即可食用。

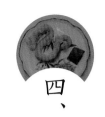

四、理气活血等其他类药膳

69 金樱子炖猪小肚

菜品简介：金樱子善于固精缩尿、涩肠止泻，猪小肚具有清热利湿、益脾补肾的功效，二者合用，有缩尿涩肠、固精止带、益肾固脱的功效。这是沙县民间常用于腰痛、遗精、遗尿、多尿、盗汗、子宫脱垂、带下的药膳。

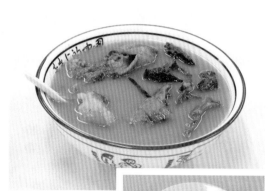

主　　料：猪小肚 500 克。

配　　料：金樱子（鸡厨奶、鸡滴奶）15 克，金樱子根（鸡厨奶根、鸡滴奶根）10 克，生姜 20 克（拍碎）。

调　　料：盐 2 克，福建老酒 20 克。

制作方法：（1）将猪小肚洗净，切成小块，放入开水锅焯水，捞出过凉水沥干备用。

（2）将金樱子、金樱子根洗净一起放入锅中加入清水（2000 克左右），上火熬制 20 分钟左右，沥出草根汤备用。

（3）将老酒、草根汤烧开撇尽浮沫，倒入装猪肚的碗中上笼炖 1 小时左右，取出放入盐调味即可食用。

70 毛大丁草炖鸭肝

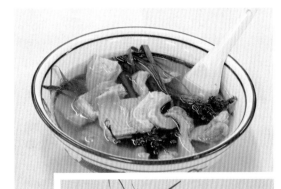

菜品简介：毛大丁草具有宣肺、止咳、发汗、利水、行气、活血之功效。这是沙县民间常用于疳积、消化不良的药膳。

主　　料：鸭肝 300 克。

配　　料：毛大丁草（一支香）30 克。

调　　料：盐 2 克。

制作方法：（1）鸭肝切成厚片，用清水冲洗干净待用；毛大丁草用清水洗净，下锅加入山泉水小火煮 30 分钟待用。

　　　　　　（2）将洗净的鸭肝、毛大丁草汤汁装入汤盆，最好用保鲜膜包好防止蒸汽倒流，上蒸柜炖 30 分钟，取出调入盐即可食用。

71 石菖蒲炖猪肚

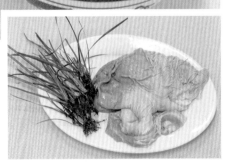

菜品简介：石菖蒲具有化湿开胃、开窍、醒神等功效，猪肚具有补虚损、健脾胃的功效，两者一起炖汤适用于胃痛、腹痛、胸闷、风湿关节痛等。这是沙县民间常用的胃痛药膳。

主　　料：猪肚 1000 克。

配　　料：石菖蒲（荪菝）20 克，生姜（拍碎）20 克。

调　　料：盐 2 克，福建老酒 20 克。

制作方法：（1）将猪肚洗净，切成小块，放入开水锅焯水，捞出过凉水沥干备用。

　　　　　　（2）将石菖蒲洗净，放入锅中，加入清水（2000 克左右），上火熬制 20

分钟左右，沥出草根汤备用。

（3）将老酒、草根汤烧开撇尽浮沫，倒入装猪肚的碗中上笼炖1小时左右，取出放入盐调味即可食用。

72 艾草粿（糍粑）

菜品简介：艾具有散寒、除湿、温经、止血、安胎的功效，大米或者糯米具有补中益气的作用。这是沙县传统美食及药膳。

主　　料：艾适量，大米或糯米适量。

配　　料：食用碱适量。

调　　料：咸菜、冰糖各适量。

制作方法：（1）取艾的嫩叶，洗净，放入水中，加入食用碱，煮30分钟，捞出剁碎备用。

（2）大米或者糯米洗净，放水浸泡至透心，沥干水，放入蒸笼上隔水蒸熟备用。

（3）将蒸熟的大米或者糯米趁热放入特制的石臼中不断捣，然后加入剁碎的艾叶不断捣至均匀，取出制作成粿或者糍粑，可咸可甜，制作时可根据个人口味制作好包馅，如咸菜、炼制冰糖等。

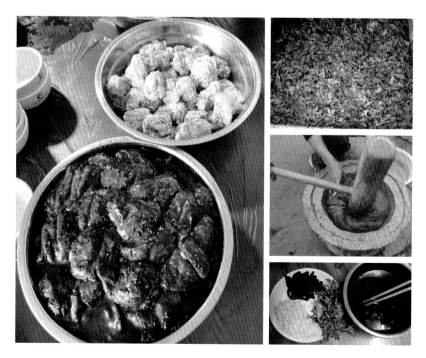

73
鼠麹草粿（糍粑）

菜品简介：鼠麹草（黄曲艾）具有止咳祛痰、健脾和胃的功效，可用于慢性支气管炎、水肿、胃痛、腹泻、蚕豆病、急性溶血症、鼻疔、对口疮；大米或者糯米具有补中益气的作用。这是沙县传统美食及药膳。

主　　料：鼠麹草、大米各适量。

配　　料：食用碱适量。

调　　料：咸菜、冰糖、猪油各适量。

制作方法：（1）取鼠麹草的嫩叶洗净，放入水中，加入食用碱，煮30分钟，捞出剁碎备用。

（2）大米或者糯米洗净，放水浸泡至透心，沥干水，放入蒸笼上隔水蒸熟备用。

（3）将蒸熟的大米或者糯米趁热放入特制的石臼中不断捣，然后加入剁碎的鼠麹草不断捣至均匀，取出制作成粿或者糍粑，可咸可甜，制作时可根据个人口味制作好包馅，如咸菜、炼制冰糖、熟猪油等。

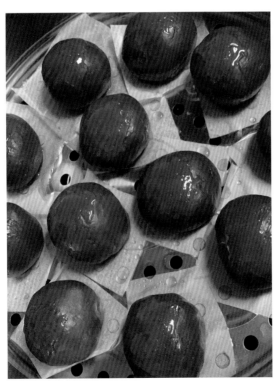
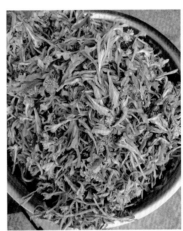
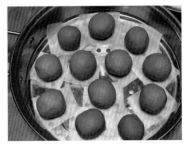

74.
乌饭

菜品简介：南烛或江南越橘嫩叶益肠胃、养肝肾，可用于脾胃气虚、久泻、少食、肝肾不足、腰膝乏力、须发早白。这是沙县民间常用补益类药膳及美食。

主　　料：南烛或江南越橘（乌饭树、乌米饭树、蛮零仔）嫩叶、大米或糯米各适量。

制作方法：取南烛嫩叶捣汁，用药汁浸泡大米或糯米大约24小时，至透心，放蒸笼蒸熟，根据个人口味，可咸可甜。

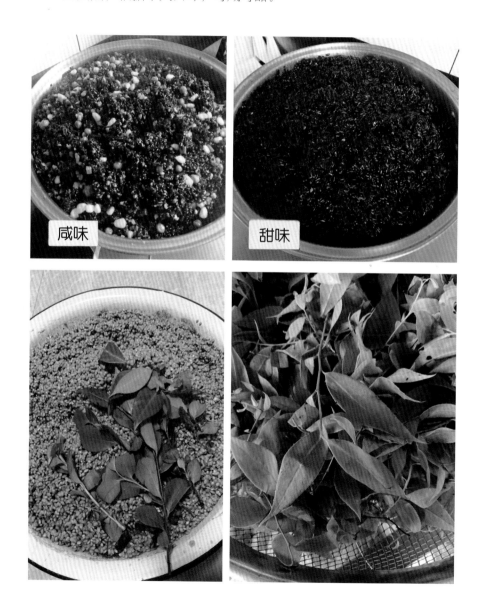

咸味

甜味

75

刀豆制品

糖醋藠

菜品简介：刀豆具有温中下气、止呕逆、益肾等功效；藠头具有行气、消食、除腻等功效。这是沙县百姓作为女儿陪嫁必备的美味食品，作为女儿怀孕后妊娠反应的最佳药膳，可解除妊娠反应之恶心呕吐。

主　　料：鲜刀豆、藠头各适量。

配　　料：嫩姜、李干、杨梅干、冰糖、陈醋、盐各适量。

制作方法：（1）鲜刀豆洗净切 1.5 厘米块状，再切成 5 指样，晒软，翻成适宜花样，再晒成适宜干度备用。

（2）鲜藠头洗净，用盐水焯过后晒干，晒时不断用手搓软，以免藠头一层层剥离，搓至全软后晒至适宜干度备用。

（3）嫩姜切片晒至适宜干度备用。

（4）陈醋隔水炖开后备用；冰糖用锅炼好放凉备用。

（5）将处理好的刀豆、藠头、嫩姜、李干、杨梅干、冰糖、陈醋和盐装罐密封即成。

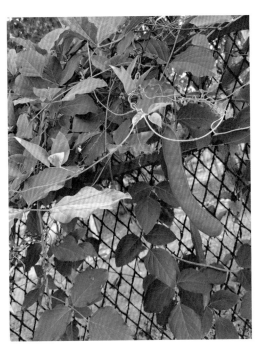
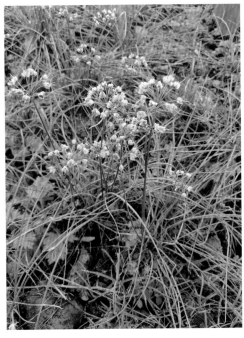

炒刀豆

菜品简介：刀豆具有温中下气、止呕逆、益肾等功效。

主　　料：鲜嫩刀豆、猪肉、生辣椒各适量。

制作方法：（1）鲜嫩刀豆切丝，用盐腌制 5 分钟，放入开水中焯过备用。

　　　　　（2）将猪肉、焯好刀豆和辣椒爆炒至熟，即可装盘食用。

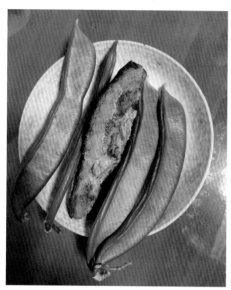 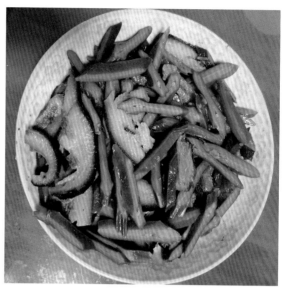

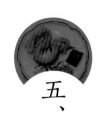

五、炖罐药膳

产品简介： 炖罐品种是沙县小吃店常备品种，原料有全荤料、荤素料搭配、食药料搭配、全素料等四类，食用方便，营养丰富，深受群众喜爱。注意在中医药理论指导下，非药食同源的植物一定要根据不同体质在有经验的中医及草医指导下辨证施治、辨证施膳，不认识的植物不要随意服用，要避免误采误食误用有毒植物。

制作原料： （1）荤料：猪排骨、猪脚、猪内脏（肝、心、肚、腰、肠）、鸡、鸭、牛、羊、狗、兔、蛇、鸽等。

（2）素料：淮山、鸡松茸、茶树菇、冬菇、黄豆、赤豆、莲藕、雪梨、竹笋、苦瓜、萝卜、木耳、花生、槟榔芋、腐竹、栗子等。

（3）食药料：荤料加中草药炖制效果更佳。如荤料炖人参、枸杞、当归、杜仲、鹿角胶、薏米、玉竹、党参等中草药。

制作方法： （1）将原料开水焯过，放入炖罐，添上水大火烧开，小火炖烂，也可预先炖好保温备用。

（2）荤素料搭配炖时，易烂、易糊的素料应待荤料炖熟后再放入，以便同时煮熟。

76

茶树菇排骨盅

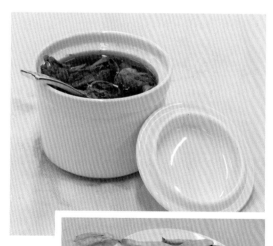

菜品简介：茶树菇具有补肾、利尿、治腰酸痛、渗湿、健脾、止泻等功效，其味道鲜美，脆嫩可口，又具有较好的保健作用。这是沙县民间经常作为美食及保健药膳。

主　　料：排骨适量。

配　　料：茶树菇、生姜各适量。

调　　料：盐、味精各适量。

制作方法：（1）排骨斩小块，焯水洗去污血；茶树菇切去老根，洗净待用。

（2）将排骨和茶树菇放入炖盅，加生姜、盐、水，上蒸笼旺火炖1小时，取出放入味精即可食用。

77

虫草花老鸭盅

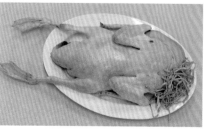

菜品简介：虫草花老鸭汤是天然滋补的营养品，性味平和、不寒不燥，含有丰富蛋白质，可增强免疫力，提高人体抗病能力，有补气养血、保肝护肝、止咳化痰、生津止渴的功效。这是一道美食，沙县民间常作为保健药膳。

主　　料：老鸭1只。

配　　料：虫草花、生姜各适量。

调　　料：盐适量。

制作方法：（1）老鸭切小块，焯水洗去污血；虫草花洗净、生姜洗净切片待用。

（2）将老鸭和虫草花放入炖盅，加生姜、盐、水，上蒸笼旺火炖1小时即可食用。

78
灵芝排骨盅

菜品简介：灵芝排骨汤对于神经衰弱、失眠多梦、烦躁等有很好的改善作用，具有提高免疫力、安神宁志和益气补肾的功效。沙县百姓常作为滋补保健药膳。

主　　料：排骨 500 克。

配　　料：灵芝适量。

调　　料：盐适量。

制作方法：（1）排骨切小块，焯水洗去污血；灵芝洗净切小块待用。

（2）将排骨和灵芝放入炖盅，加盐、水，上蒸笼旺火炖 1 小时即可食用。

79
鹿茸菇鸭子盅

菜品简介：鹿茸菇有护肝解毒、补肾益精、强筋骨、抗衰老的功能，与鸭子一起炖，有补益气血、强心复脉、益胃生津等作用。这是一道美食，沙县民间常作为保健药膳。

主　　料：净土鸭 1 只。

配　　料：鹿茸菇干品、姜片各适量。

调　　料：盐、味精各适量。

制作方法：（1）净鸭切块，焯水洗净待用；鹿茸菇用温水泡发洗净待用。

（2）将处理好的鸭块、鹿茸菇装入炖罐中，放姜片、纯净水，调入盐、味精，加盖上笼蒸 1 小时即可食用。

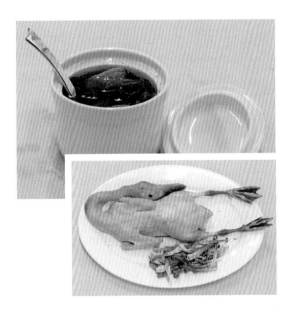

80
绣球菌护心肉盅

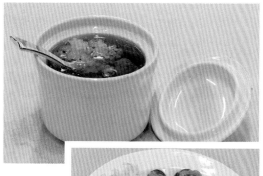

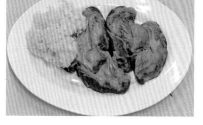

菜品简介：绣球菌中含有丰富的钾元素，是一种高钾低钠的食物，具有利尿、降血压、提高机体免疫力以及防癌、抗癌的功效，是一种非常珍稀名贵的药食两用真菌。护心肉的主要功效在于护肝，适量服用可以起到补肝、养肝血的作用。两者炖汤，汤清味美，鲜香怡人，是一道美食，沙县民间常作为滋补药膳。

主　　料：猪护心肉（猪心盖）200 克。

配　　料：绣球菌（鲜品）、枸杞、姜片各适量。

调　　料：盐、味精各适量。

制作方法：（1）猪护心肉洗净，切块焯水待用；绣球菌剪去根部，清洗干净，撕成小块待用。

（2）将处理好的护心肉、绣球菌装入炖罐中，加姜片、纯净水、盐、味精，加盖上蒸笼炖 60 分钟即可，枸杞要在出锅前 10 分钟再放入。

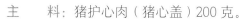

81
干贝淮山瘦肉盅

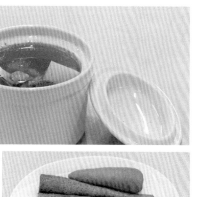

菜品简介：干贝具有滋阴补肾、和胃调中、降压降胆固醇和补益健身的功效；山药含有多种维生素、氨基酸和矿物质，可以补脾益肺滋肾，增强人体免疫力。这是一道美食，沙县民间常作为滋补药膳。

主　　料：猪前腿瘦肉 250 克。

配　　料：铁棍山药（淮山）、干贝、生姜各适量。

调　　料：盐、鸡精各适量。

制作方法：（1）将猪前腿瘦肉洗净，切成麻将大小的块，用清水冲洗干净沥干水分待用。

　　　　　（2）铁棍山药去皮切成长 3 厘米左右的段，用清水洗净待用；干贝用温水泡洗干净待用；生姜洗净切片。

　　　　　（3）将全部原料装入炖罐中，加山泉水（八分满），调入盐、鸡精，加盖上蒸锅炖 1 小时左右即可食用。

82

黑豆猪尾盅

菜品简介：黑豆有补肝肾养血、清热解毒、活血化瘀、乌发明目之功效；猪尾巴有补肾壮腰、补髓生精的作用。黑豆炖猪尾有补肝肾、强筋骨的功效，是一道美食，沙县民间常作为保健药膳。

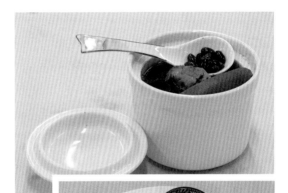

主　　料：猪尾巴 1 条。

配　　料：黑豆适量。

调　　料：盐适量。

制作方法：（1）猪尾巴切小块，焯水洗去污血；黑豆洗净待用。

　　　　　（2）将猪尾巴和黑豆放入炖盅，加盐、水，上蒸笼旺火炖 1 小时即可食用。

83

红小豆小肠盅

菜品简介：小肠微苦，有降火的功效；红小豆有行血补血、健脾去湿、利水消肿等功效。这是一道美食，沙县民间常作为清热药膳。

主　　料：小肠 500 克。

配　　料：红小豆适量。

调　　料：盐适量。

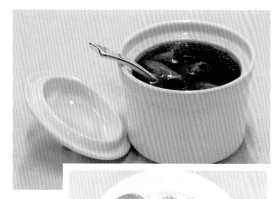

制作方法：（1）小肠放在盆里，用一根筷子把小肠里面翻出来，洗掉里面的东西，放入一勺面粉，一点盐，抓洗片刻，再用清水冲干净，斜切成段；红小豆用水洗干净，可以提前泡上 2 小时待用。

（2）将小肠和红小豆放入炖盅，加盐、水，上蒸笼旺火炖 1.5 小时即可食用。

84

花生小肠盅

菜品简介：花生健脾胃，小肠具有理气润肠、清热利湿作用，常食小肠炖花生有健肠胃、排毒的功效。这是一道美食，沙县民间常作为保健药膳。

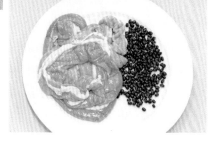

主　　料：小肠 500 克。

配　　料：花生仁适量。

调　　料：盐适量。

制作方法：（1）小肠放在盆里，用一根筷子把小肠里面翻出来，洗掉里面的东西，放入一勺面粉，一点盐，抓洗片刻，再用清水冲干净，切成斜段；花生仁用水洗干净，可以提前泡上 2 小时待用。

（2）将小肠和花生仁放入炖盅，加盐、水，上蒸笼旺火炖 1.5 小时即可食用。

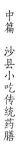

中篇　沙县小吃传统药膳

85

黄豆猪脚盅

菜品简介： 黄豆富含植物蛋白，有宽中下气、利大肠、消水肿毒、补脾益气、消热解毒的功效；猪蹄是动物蛋白，二者合用，可以起到补充两种蛋白质的功效。这是一道美食，沙县民间常作为保健药膳。

主　　料： 猪蹄 500 克。

配　　料： 黄豆、生姜各适量。

调　　料： 盐适量。

制作方法：（1）猪蹄切小块，焯水洗去污血；黄豆洗净待用。

（2）将猪蹄和黄豆放入炖盅，加生姜、盐、水，上蒸笼旺火炖 1.5 小时即可食用。

86

苦瓜排骨盅

菜品简介： 苦瓜炖排骨可清热解暑、明目解毒、补充益气、降血糖、减肥降脂，是一道美食，沙县民间常作为清热药膳。

主　　料： 新鲜排骨 500 克。

配　　料： 苦瓜适量。

调　　料： 盐、鸡精各适量。

制作方法：（1）排骨砍小块，用清水洗净沥干；苦瓜剖成两半，去除苦瓜籽和白心，切段洗净。

（2）将切配好的原料装入炖罐，加入盐、鸡精、山泉水，加盖上蒸锅炖 1 小时左右即可食用。

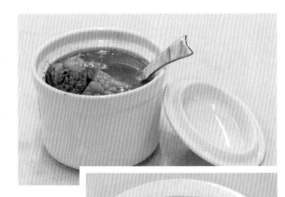

87

莲藕鸭母盅

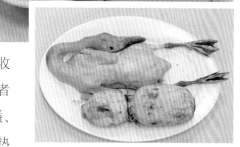

菜品简介：莲藕具有清热、生津、凉血、散瘀、补脾、开胃、止泻的功效，可用于热病烦渴、吐血、衄血、热淋；鸭母可滋阴降火，脂肪含量偏低，而且这些脂肪容易被人体吸收的同时不会导致血脂升高。将两者一起搭配熬汤食用，不仅香味四溢、肉质鲜嫩，而且营养互补，可清热消痰、补血养颜，价值极高，是一道美食，沙县民间常作为清热滋补药膳。

主　　料：鸭母1只。

配　　料：莲藕、生姜各适量。

调　　料：盐、味精各适量。

制作方法：（1）鸭母切小块，焯水洗去污血；莲藕洗净，切块待用。

（2）将排骨和莲藕放入炖盅，加生姜、盐、味精、水，上蒸笼旺火炖1小时即可食用。

88

莲子猪肚盅

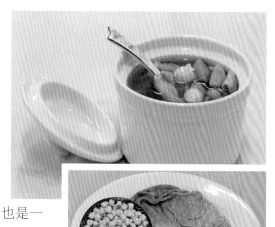

菜品简介：莲子有补脾止泻、益肾固精、养心安神的功效，猪肚有补中益气、止泻消积的作用，两者同炖特别适合于脾胃虚弱者、产妇食用，沙县民间常作为保健药膳，也是一道美食。

主　　料：猪肚1具。

配　　料：莲子、生姜各适量。

调　　料：盐、味精各适量。

制作方法：（1）猪肚洗净，切小块，焯水；莲子用水泡20分钟，洗净待用。

（2）将猪肚放入炖盅，加生姜、水，上蒸笼旺火炖1小时熟后，放入莲子再炖15分钟后，加入适量盐、味精调味即可食用。

89
玉米荸荠番鸭盅

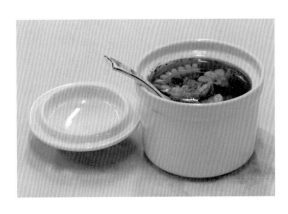

菜品简介：荸荠可生津止渴，对糖尿病患者有一定的辅助治疗作用；玉米能防癌、抗衰老；加入番鸭同炖，不但清热解暑、滋补养身，而且味道特别鲜香，是一道美食，沙县民间常作为滋补药膳。

主　　料：番鸭1只。

配　　料：鲜玉米棒、荸荠、胡萝卜各适量。

调　　料：盐、鸡精各适量。

制作方法：（1）鸭子砍成小块，用开水焯去血沫，捞出洗净待用。

（2）玉米切块，用清水洗净待用；胡萝卜切片切滚刀块洗净待用；荸荠去皮洗净待用。

（3）将全部切配好的原料装入炖罐中，加入山泉水盖上盖，上蒸锅炖1.5小时左右，取出调味即可食用。

90
玉米排骨盅

菜品简介：玉米中含有丰富的膳食纤维，可以促进肠胃的蠕动，可以帮助排骨中钙的吸收，排出体内的垃圾，预防便秘；玉米中含有不饱和脂肪酸，可以降低胆固醇的含量，降低血管脂肪沉积。这是一道美食，沙县民间常作为保健药膳。

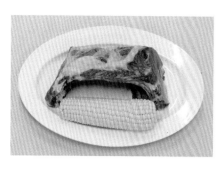

主　　料：排骨 500 克。

配　　料：玉米、生姜各适量。

调　　料：盐、味精各适量。

制作方法：（1）排骨切小块，焯水洗去污血；玉米洗净切块；生姜洗净切片待用。

　　　　　（2）将排骨和玉米放入炖盅，加生姜、盐、味精、水，上蒸笼旺火炖 1 小时即可食用。

91
白胡椒猪肚盅

菜品简介：白胡椒猪肚具有行气健脾、暖胃、温补散寒、止胃痛、排毒的作用，对中气不足、食欲不振、消化不良、虚寒、胃痛、酒毒伤胃等都有很好的作用。这是一道美食，沙县民间常作为温补药膳。

主　　料：猪肚 1 具。

配　　料：白胡椒适量。

调　　料：盐适量。

制作方法：（1）猪肚洗净，切小块，焯水洗去污血；白胡椒放入锅中，用小火炒熟，用纱布包好待用。

　　　　　（2）将猪肚和白胡椒放入炖盅，加盐、水，上蒸笼旺火炖 1.5 小时即可食用。

92
百合鸽子盅

菜品简介：鸽肉富含各种营养素，百合具有润燥清热、清心除烦、健脾胃、补虚润肺、滋润美颜之功效。这是一道美食，沙县民间常作为保健药膳。

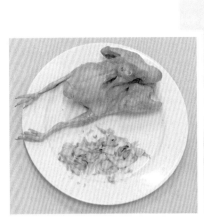
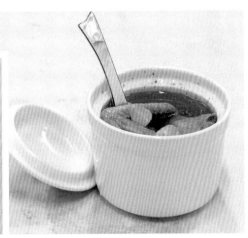

主　　料：鸽子1只。

配　　料：百合适量。

调　　料：盐适量。

制作方法：（1）鸽子切小块，焯水洗去污血；百合开水泡开，洗净待用。

　　　　　（2）将鸽子和百合放入炖盅，加盐、水，上蒸笼旺火炖1小时即可食用。

93
党参枸杞猪腰盅

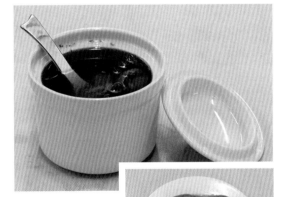

菜品简介：猪肾补肾，枸杞补肝肾明
　　　　　目，党参补脾益气、安神
　　　　　补血。猪腰党参枸杞汤一
　　　　　般具有益肾、健脾、养血、
　　　　　安神养颜的功效，是一道
　　　　　美食，沙县民间常作为滋补药膳。

主　　料：猪腰1对。

配　　料：党参、枸杞各适量。

调　　料：盐、老酒各适量。

制作方法：（1）将猪腰对半破开，片去腰骚，用清水
　　　　　泡去腰骚味，切块待用；党参剪小段洗净待用。

　　　　　（2）将准备好的食材装入炖罐中，加盐、老酒、纯净水，加盖上锅炖30
　　　　　分钟即可食用。

94
灯心草猪心盅

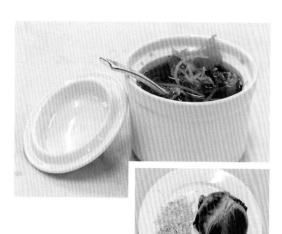

菜品简介：猪心炖灯心草有着很好的清心降火、舒缓紧张情绪、帮助睡眠、利尿通淋、消肿的功效，沙县民间常作为清热药膳。

主　　料：猪心1具。

配　　料：灯心草适量。

调　　料：盐适量。

制作方法：（1）猪心切小块，焯水洗去污血；灯心草洗净待用。

（2）将猪心和灯心草放入炖盅，加盐、水，上蒸笼旺火炖1小时即可食用。

95
海风藤土鸡盅

菜品简介：细叶青蒌藤（海风藤、穿山龙、百灵草）有祛风湿、通经络、理气的功效，鸡肉有温中益气、补虚填精、健脾胃、活血脉、强筋骨的功效。这是一道美食，沙县民间常作为祛湿药膳。

主　　料：土鸡1只。

配　　料：海风藤、生姜各适量。

调　　料：盐适量。

制作方法：（1）将土鸡砍成大小均匀的块，用清水洗净待用；海风藤剪成小段，用清水洗净待用；生姜洗净切片。

（2）将切配好的原料装入炖罐中，加入调味品、山泉水，盖上盖子上蒸锅炖1.5小时左右即可。如果用高压锅炖，要等高压锅上汽后改小火压20

分钟左右，等高压锅自然降压后即可食用。

注意事项：心脏病患者及孕妇忌服，感冒及月经期暂停服。阴虚火旺者慎服海风藤。

96
荷叶排骨盅

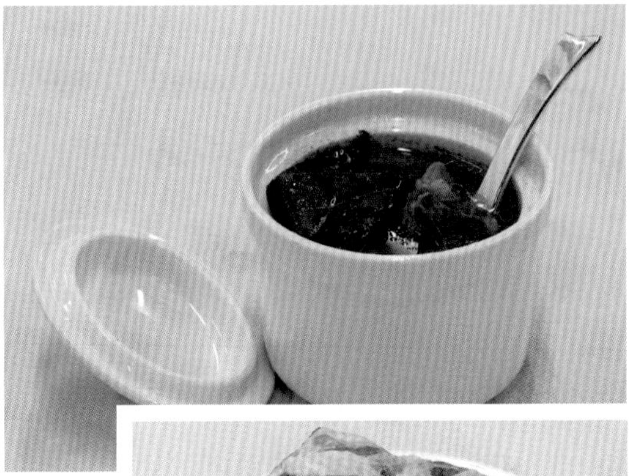

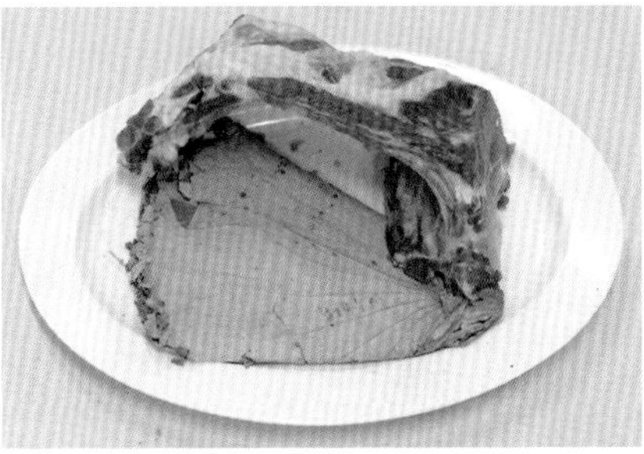

菜品简介：此药膳具有清暑化湿、升
发清阳、凉血止血的功效，
现在认为具有降脂减肥及良
好的降压作用，是一道美
食，沙县民间常作为清热
药膳。

主　　料：排骨 500 克。

配　　料：荷叶适量。

调　　料：盐、味精各适量。

制作方法：排骨砍成小块，洗净装入炖罐中，
放入洗净的荷叶，加入盐、味精、纯净水，加盖上蒸锅炖 1 小时即可食用。

97
黄花菜根瘦肉盅

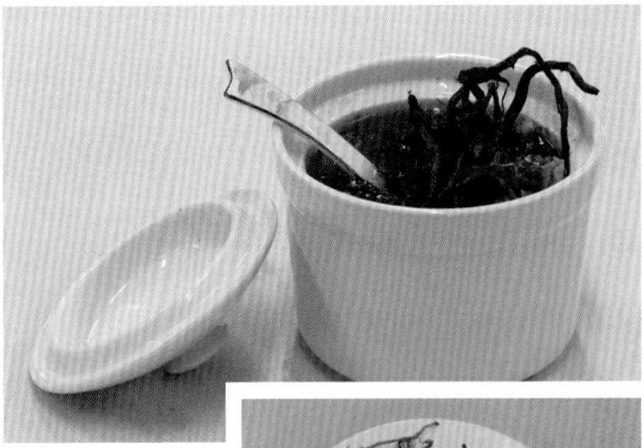

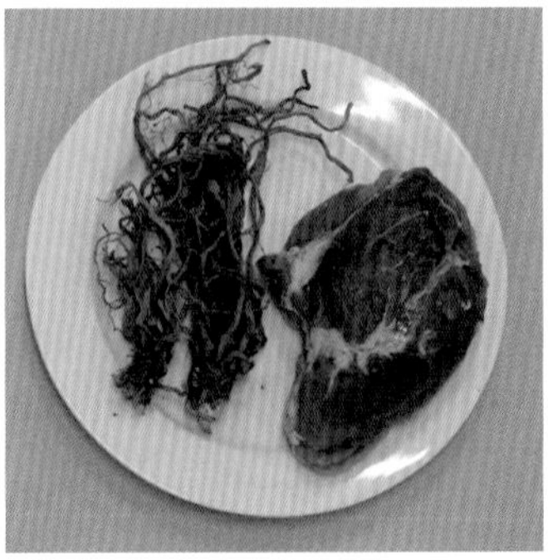

菜品简介：黄花菜根（萱草、金针菜
根）具有清热利尿、凉血
止血功效，可用于腮腺炎、
黄疸、膀胱炎、尿血、小
便不利、乳汁缺乏、月经
不调、衄血、便血，外用治乳腺炎，和瘦
肉同炖清凉解毒。这是夏令季节必备菜
品，沙县民间常作为清热药膳。

主　　料：瘦肉 300 克。

配　　料：黄花菜根、生姜各适量。

调　　料：盐适量。

制作方法：（1）瘦肉切小块，焯水洗去污血；黄花菜根切小段，洗净待用。

（2）将瘦肉和黄花菜根放入炖盅，加生姜、盐、水，上蒸笼旺火炖40分钟即可食用。

98
黄精排骨盅

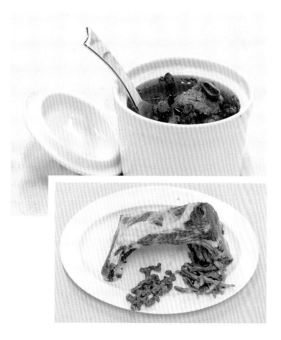

菜品简介：黄精排骨汤具有补脾阴、益脾气等作用，可以起到增强自身的免疫功能、增强新陈代谢、抗氧化、抗衰老和抗疲劳等功效。这是一道美食，沙县民间常作为滋补药膳。

主　　料：排骨500克。

配　　料：黄精适量。

调　　料：盐适量。

制作方法：（1）排骨切小块，焯水洗去污血；黄精洗净待用。

（2）将排骨和黄精放入炖盅，加盐、水，上蒸笼旺火炖1小时即可食用。

99
沙参玉竹瘦肉盅

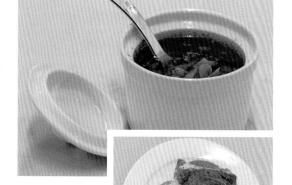

菜品简介：沙参可养阴清热、润肺化痰、益胃生津，玉竹可养阴润燥、清热生津、止咳，和瘦肉同炖，沙县民间常作为清热滋补药膳。

主　　料：猪后腿瘦肉300克。

配　　料：沙参、玉竹各适量。

调　　料：盐适量。

制作方法：将新鲜猪后腿瘦肉切块，洗净沥干水分，装入炖罐中，加入洗净的沙参、玉竹、纯净水、盐，加盖上蒸笼蒸炖1小时即可食用。

100
山杜仲牛鞭盅

菜品简介：疏花卫矛（山杜仲、黄杜仲、土杜仲）炖牛鞭补肾健骨壮阳、强身健体，还有抗衰老的功效，沙县民间常作为滋补药膳。

主　　料：熟牛鞭1根。

配　　料：瘦肉、山杜仲根、茯苓、大枣、姜片各适量。

调　　料：盐、味精、老酒各适量。

制作方法：（1）将熟牛鞭剞花刀改成小段；瘦肉切小块；杜仲根剪小段，洗净待用。

（2）将切配好的牛鞭、瘦肉装入炖罐中，加入山杜仲根、茯苓、大枣、姜片、清汤，调入盐、味精、老酒，加盖上蒸笼炖40分钟即可食用。

101
石参根土鸡盅

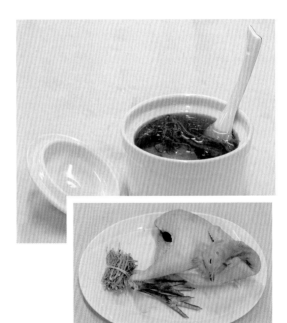

菜品简介：猫尾草（石参、虎尾轮、猫尾射、土黄芪）有补气健脾之功效，鸡肉有温中益气、补虚填精、健脾胃、活血脉、强筋骨的功效。这是一道美食，沙县民间常作为滋补药膳。

主　　料：净土鸡1只。

配　　料：石参根、姜片各适量。

调　　料：盐、味精各适量。

制作方法：将鸡切块，洗净沥干水分，装入炖罐中，放入石参根、姜片、盐、味精、纯净水（八分满）；加盖上锅蒸 1 小时即可食用。

102
石橄榄鸭母盅

菜品简介：石橄榄（广东石豆兰、细叶石仙桃）有敛阴养胃生津、清肺润燥、止咳的功效，鸭母具有清热解毒的功能。这是夏、秋季节必备菜品，是一道美食，沙县民间常作为清热药膳。

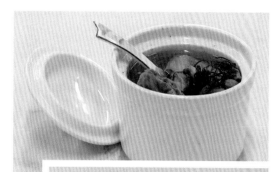

主　　料：鸭母 1 只。

配　　料：石橄榄、生姜各适量。

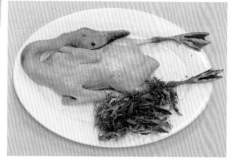

调　　料：盐、味精各适量。

制作方法：（1）鸭母切小块，焯水洗去污血，石橄榄洗净待用。

　　　　　　（2）将鸭母和石橄榄放入炖盅，加生姜、盐、水，上蒸笼旺火炖 40 分钟，取出加味精调味即可食用。

103
石斛鸭母盅

菜品简介：石斛可补五脏虚劳羸瘦、强阴、久服厚肠胃、轻身延年，鸭母能滋五脏之阴、清虚劳之热、补气解水、养胃生津，两者煲汤清而不淡，补而不燥，具有滋阴清热、调理身体机能、增强身体免疫力的功效，特别适宜夏秋季节人

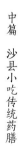

们进补食用。这是一道美食，沙县民间常作为滋补药膳。

主　　料：鸭母1只。

配　　料：石斛适量。

调　　料：盐适量。

制作方法：（1）鸭母切小块，焯水洗去污血；石斛洗净待用。

　　　　　（2）将鸭母和石斛放入炖盅，加盐、水，上蒸笼旺火炖1小时即可食用。

104
双冬排骨盅

菜品简介：天冬味苦而甘，能清肺火、
滋补肾阴；麦冬味甘、微
苦而性微寒，可以养肺阴、
养胃、清心除烦，和排骨
同炖可清凉解毒。这是夏
令季节必备菜品，沙县民
间常作为清热滋补药膳。

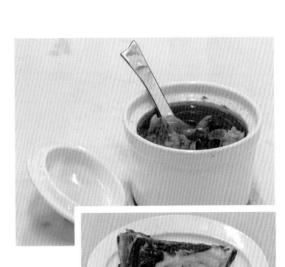

主　　料：鲜猪条排500克。

配　　料：天冬、麦冬各适量。

调　　料：盐、味精各适量。

制作方法：排骨砍成小块，洗净装入炖罐中，放入洗净的天冬、麦冬，加入盐、味精、
纯净水，加盖上蒸锅炖1小时即可食用。

105
天麻鸽子盅

菜品简介：天麻炖鸽子，具有补肝益
肾、健胃、健脾、补气益肺、
补脑、滋肾固精等功效，
沙县民间经常用于补脑及
头晕、头痛、记忆力减退
的药膳，也是一道美食。

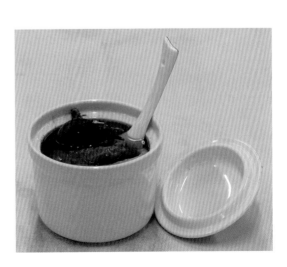

主　　料：乳鸽1只。

配　　料：天麻、姜片、枸杞各适量。

调　　料：盐、味精、老酒各适量。

制作方法：乳鸽切块，焯水洗净，沥干水分装入炖罐中，加入洗净的天麻、姜片及纯净水、盐、味精、老酒，加盖上蒸锅炖1小时，取出加入泡好的枸杞即可食用。

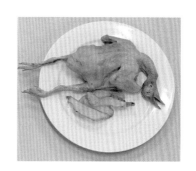

106
天麻猪脑盅

菜品简介：天麻息风止痉、平肝阳、祛风通络，可用于急慢惊风、抽搐拘挛、眩晕、头痛、半身不遂、肢麻、风湿痹痛；猪脑含有卵磷脂，有提高记忆力、补益脑髓、疏风、润泽生肌的功效。此药膳可用于头痛、眩晕、失眠，沙县民间常用于补脑及头晕、头痛、记忆力减退，也是一道美食。

主　　料：鲜猪脑1副。

配　　料：天麻、生姜各适量。

调　　料：红酒适量。

制作方法：（1）挑去猪脑表面一层膜，清洗干净，改刀成小块状；生姜切片待用。

（2）将加工好的猪脑、天麻、生姜放入炖盅，加红酒、水，上蒸笼旺火炖20分钟即可食用。

107
铁皮石斛石参根水鸭母盅

菜品简介：铁皮石斛石参根炖水鸭母具有补气健脾、养胃润肺、生津止渴、滋阴清热以及调节身体免疫力等功效，是一道美食，沙县民间常作为滋补药膳。

主　　料：水鸭母1只。

配　　料：铁皮石斛、猫尾草（石参、
　　　　　虎尾轮、猫尾射、土黄芪）
　　　　　各适量。

调　　料：盐、鸡精各适量。

制作方法：（1）水鸭母砍成小块，用开
　　　　　水焯去血沫捞出洗净待用。
　　　　　（2）铁皮石斛、石参洗净
　　　　　待用。
　　　　　（3）将全部切配好的原料装入炖
　　　　　罐中，加入山泉水盖上盖，上蒸
　　　　　锅炖1.5小时左右即可食用。

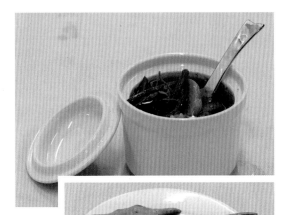

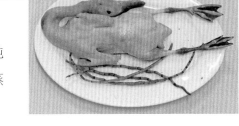

108

西洋参乳鸽盅

菜品简介：乳鸽有补肝壮肾、益气补
　　　　　血、清热解毒的功效，西
　　　　　洋参有补气养阴、清火生津
　　　　　的功效。此药膳沙县民间
　　　　　常作为大病初愈者恢复及
　　　　　保健药膳，也是一道美食。

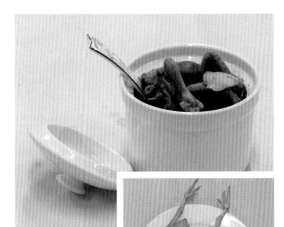

主　　料：乳鸽1只。

配　　料：西洋参、生姜各适量。

调　　料：盐适量。

制作方法：（1）乳鸽斩小块，焯水洗去污血；西洋参
　　　　　切片洗净待用。
　　　　　（2）将乳鸽和西洋参放入炖盅，加生姜、盐、水，上蒸笼旺火炖1小
　　　　　时即可食用。

109

西洋参乌鸡盅

菜品简介：西洋参具有补气养阴、清火生津的功效，对于提高机体的免疫功能，增强体质有很好的帮助。用西洋参来炖乌鸡能够缓解气血不足、身体虚弱等症，特别是产后女性以及中老年人滋补身体。这是一道美食，沙县民间常作为滋补药膳。

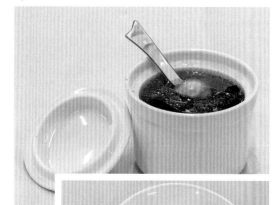

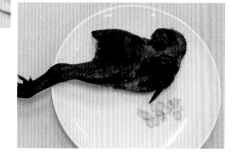

主　　料：乌鸡1只。

配　　料：西洋参、生姜各适量。

调　　料：盐适量。

制作方法：（1）乌鸡切小块，焯水洗去污血；西洋参、生姜洗净，切片待用。

（2）将乌鸡和西洋参放入炖盅，加生姜、盐、水，上蒸笼旺火炖40分钟即可食用。

110

玉竹麦冬土鸡盅

菜品简介：玉竹和麦冬可养阴清热，鸡肉有温中益气、补虚填精、健脾胃、活血脉、强筋骨的功效。这是沙县民间滋补美食及药膳。

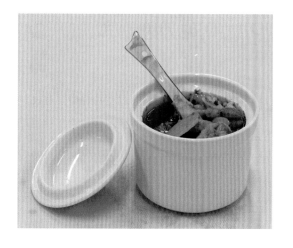

主　　料：小母鸡1只。

配　　料：玉竹、麦冬各适量。

调　　料：盐适量。

制作方法：（1）小母鸡切小块，焯水洗去
污血；玉竹、麦冬洗净切片
待用。

（2）将鸡和玉竹、麦冬放入炖
盅，加盐、水，上蒸笼旺火炖
60分钟即可。

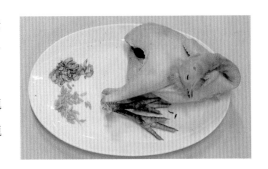

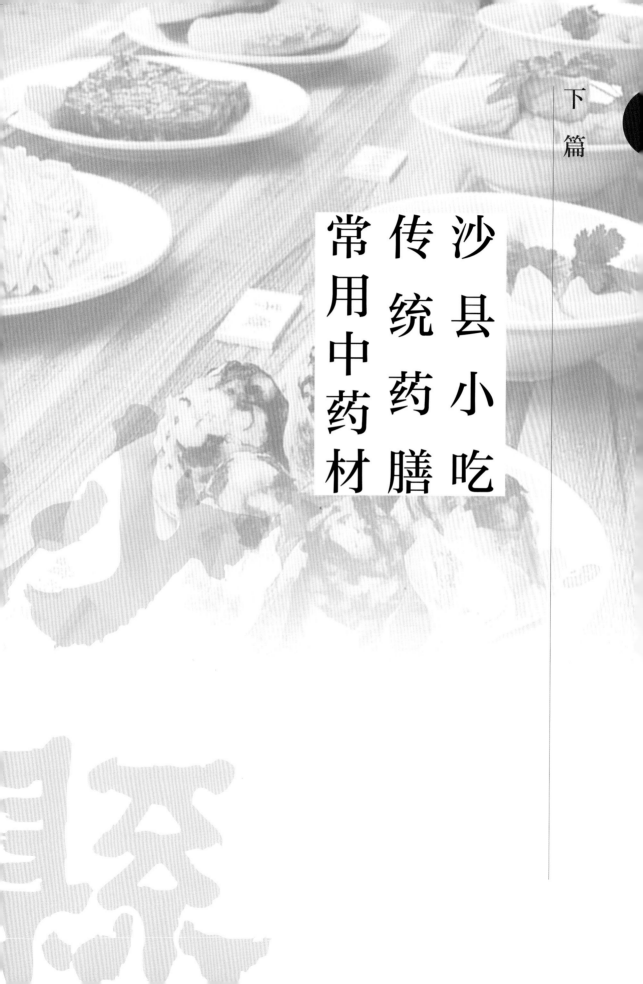

沙县小吃传统药膳常用中药材

1 紫·芝

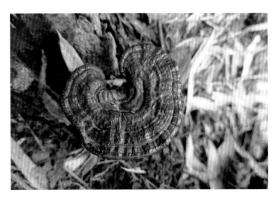

【别　　名】灵芝、菇王、铁脚菇。

【来　　源】多孔菌科真菌紫芝 *Ganoderma sinese* Zhao, Xu et Zhang 的子实体（灵芝）。

【原 植 物】担子果一年生，有柄。菌盖半圆形、近圆形或近匙形，表面紫褐色、紫黑色到近黑色；边缘薄或钝，常近似截形，与菌盖同色或较淡或呈淡黄褐色；菌肉呈均匀的褐色到深褐色；菌管褐色、深褐色或灰褐色。菌柄侧生、背侧生或偏生，圆柱形或略扁平。皮壳构造呈典型的拟子实层型，淡褐色到褐色。菌丝系统三体型。担孢子卵圆形，顶端脐突或稍平截，双层壁，外壁无色透明，平滑，内壁淡褐色，具明显小刺。

【采集加工】夏、秋季采收；除去杂质，晒干。

【性味功能】微苦，平。滋补强壮，益胃健脑，清热解毒。

【用法用量】10~15 克，水煎服。

2 念珠藻

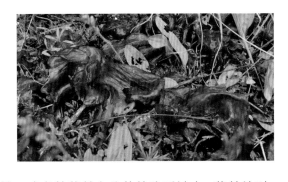

【别　　名】地耳。

【来　　源】念珠藻科植物念珠藻 *Nostoc commune* Vauch. 的藻体（地耳）。

【原 植 物】藻体为多细胞的丝状体，单一或多数藻丝在公共的胶质被中。藻丝单列，细胞为球形、椭圆形、圆柱形、腰鼓形等，同大，或从基部至梢端逐渐变细；藻丝平直，弯曲或规则地卷曲、旋绕；丝状体无分枝或具各式样的伪分枝；具胶鞘，鞘内有一至多条藻丝。依属种的不同，其胶鞘为透明无色或有颜色，均质或有层理，胶状或坚韧；藻丝大多数具异形胞，为球形、长球形或锥形，位于藻丝的基部（基生）、在营养细胞之间（间生）、或在藻丝的两端（端生）；伪分枝发生的位置往往和异形胞有关。有许多属具厚壁孢子，基生或间生，有时（例如念珠藻属）在整个藻丝上除异形胞外，其全部的营养细胞都可发育成厚壁孢子。有许多属产生段殖体进行繁殖。

【采集加工】夏、秋季雨后采收，洗净，去杂质，鲜用或晒干备用。

【性味功能】甘、淡，寒。清热明目，益气，收敛。用于目赤肿痛，夜盲症，久痢，脱肛。

【用法用量】3~9克，水煎服。

3. 蕨

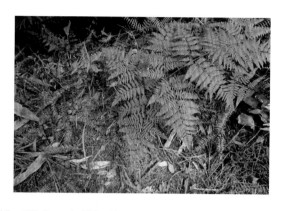

【别　　名】蕨、蕨菜。

【来　　源】凤尾蕨科植物蕨 *Pteridium aquilinum* var. *latiusculum* (Desv.) Underw. ex A. Heller. 的地上部分（蕨菜）。

【原 植 物】植株高可达1米。根状茎长而横走，密被锈黄色柔毛，以后逐渐脱落。叶远生；柄长20~80厘米，基部粗3~6毫米，褐棕色或棕禾秆色，略有光泽，光滑，上面有浅纵沟1条；叶片阔三角形或长圆三角形，长30~60厘米，宽20~45厘米，先端渐尖，基部圆楔形，三回羽状；羽片4~6对，对生或近对生，斜展，基部一对最大（向上几对略变小），三角形，长15~25厘米，宽14~18厘米，柄长3~5厘米，二回羽状；小羽片约10对，互生，斜展，披针形，长6~10厘米，宽1.5~2.5厘米，先端尾状渐尖（尾尖头的基部略呈楔形收缩），基部近平截，具短柄，一回羽状；裂片10~15对，平展，彼此接近，长圆形，长约14毫米，宽约5毫米，钝头或近圆头，基部不与小羽轴合生，分离，全缘；中部以上的羽片逐渐变为一回羽状，长圆披针形，基部较宽，对称，先端尾状，小羽片与下部羽片的裂片同形，部分小羽片的下部具1~3对浅裂片或边缘具波状圆齿。叶脉稠密，仅下面明显。叶干后近革质或革质，暗绿色，上面无毛，下面在裂片主脉上多少被棕色或灰白色的疏毛或近无毛。叶轴及羽轴均光滑，小羽轴上面光滑，下面被疏毛，少有密毛，各回羽轴上面均有深纵沟1条，沟内无毛。染色体 $2n=104$。

【采集加工】当蕨菜长出地面20厘米左右，新出顶叶尚未展开，像"拳头状"时应适时采收。除去杂质，晒干。

【性味功能】甘，寒。清热利湿，消肿解毒。主治痢疾，高血压，吐血，带下，风湿性关节痛。

【用法用量】15~50克，水煎服。

4·银 杏

【别　　名】白果、鸭脚树、公孙树。

【来　　源】银杏科植物银杏 *Ginkgo biloba* L. 的成熟种子（白果）。

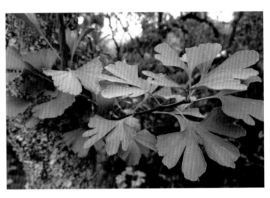

【原 植 物】乔木，高达40米，直径可达4米；幼树树皮浅纵裂，大树之皮呈灰褐色，深纵裂，粗糙；幼年及壮年树冠圆锥形，老则广卵形；枝近轮生，斜上伸展（雌株的大枝常较雄株开展）；一年生的长枝淡褐黄色，二年生以上变为灰色，并有细纵裂纹；短枝密被叶痕，黑灰色，短枝上亦可长出长枝；冬芽黄褐色，常为卵圆形，先端钝尖。叶扇形，有长柄，淡绿色，无毛，有多数叉状并列细脉，顶端宽5~8厘米，在短枝上常具波状缺刻，在长枝上常2裂，基部宽楔形，柄长3~10（多为5~8）厘米，幼树及萌生枝上的叶常较大而深裂（叶片长达13厘米，宽15厘米），有时裂片再分裂（这与较原始的化石种类之叶相似），叶在一年生长枝上螺旋状散生，在短枝上3~8叶呈簇生状，秋季落叶前变为黄色。球花雌雄异株，单性，生于短枝顶端的鳞片状叶的腋内，呈簇生状；雄球花葇荑花序状，下垂，雄蕊排列疏松，具短梗，花药常2个，长椭圆形，药室纵裂，药隔不发；雌球花具长梗，梗端常分两叉，稀3~5叉或不分叉，每叉顶生一盘状珠座，胚珠着生其上，通常仅一个叉端的胚珠发育成种子，风媒传粉。种子具长梗，下垂，常为椭圆形、长倒卵形、卵圆形或近圆球形，长2.5~3.5

厘米，径为 2 厘米，外种皮肉质，熟时黄色或橙黄色，外被白粉，有臭味；中种皮白色，骨质，具 2~3 条纵脊；内种皮膜质，淡红褐色；胚乳肉质，味甘略苦；子叶 2 枚，稀 3 枚，发芽时不出土，初生叶 2~5 片，宽条形，长约 5 毫米，宽约 2 毫米，先端微凹，第 4 或第 5 片起之后生叶扇形，先端具一深裂及不规则的波状缺刻，叶柄长 0.9~2.5 厘米；有主根。花期 3~4 月，种子 9~10 月成熟。

【采集加工】秋季种子成熟时采收，除去肉质外种皮，洗净，稍蒸或略煮后，烘干。生用或炒用，用时捣碎。

【性味功能】微甘、苦，平；有小毒。敛肺定喘，涩精止带。治久咳气喘，遗精，带下，小便频数。

【用法用量】5~10 克，煎服。（注：生食有毒，不可多用，小儿尤当注意）

5.栗

【别　　名】板栗、栗子、大栗、高栗、建栗、栗里。

【来　　源】壳斗科植物栗 *Castanea mollissima* Blume 的种仁（栗子）。

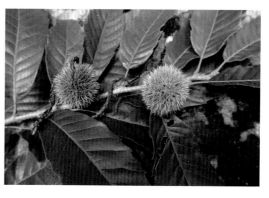

【原 植 物】高达 20 米的乔木，胸径 80 厘米，冬芽长约 5 毫米，小枝灰褐色，托叶长圆形，长 10~15 毫米，被疏长毛及鳞腺。叶椭圆至长圆形，长 11~17 厘米，宽稀达 7 厘米，顶部短至渐尖，基部近截平或圆，或两侧稍向内弯而呈耳垂状，常一侧偏斜而不对称，新生叶的基部常狭楔尖且两侧对称，叶背被星芒状伏贴绒毛或因毛脱落变为几无毛；叶柄长 1~2 厘米。雄花序长 10~20 厘米，花序轴被毛；花 3~5 朵聚生成簇，雌花 1~3（~5）朵发育结实，花柱下部被毛。成熟壳斗的锐刺有长有短，有疏有密，密时全遮蔽壳斗外壁，疏时则外壁可见，壳斗连刺径 4.5~6.5 厘米；坚果高 1.5~3 厘米，宽 1.8~3.5 厘米。花期 4~6 月，果期 8~10 月。

【采集加工】剥出种子，晒干。

【性味功能】甘，平。益气健脾。治支气管炎，带下，扭伤，腰背酸痛。

【用法用量】内服：生食、煮食或炒存性研末服。外用：捣敷。

6·杜仲

【别　　名】杜仲、丝楝树皮、丝棉皮、棉树皮、胶树。

【来　　源】杜仲科植物杜仲 *Eucommia ulmoides* Oliver. 的树皮（杜仲）及叶（杜仲叶）。

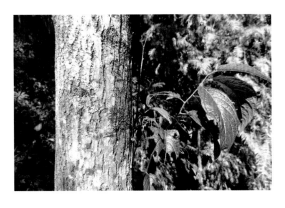

【原 植 物】落叶乔木，高达20米，胸径约50厘米；树皮灰褐色，粗糙，内含橡胶，折断拉开有多数细丝。嫩枝有黄褐色毛，不久变秃净，老枝有明显的皮孔。芽体卵圆形，外面发亮，红褐色，有鳞片6~8片，边缘有微毛。叶椭圆形、卵形或矩圆形，薄革质，长6~15厘米，宽3.5~6.5厘米；基部圆形或阔楔形，先端渐尖；上面暗绿色，初时有褐色柔毛，不久变秃净，老叶略有皱纹，下面淡绿，初时有褐毛，以后仅在脉上有毛；侧脉6~9对，与网脉在上面下陷，在下面稍突起；边缘有锯齿；叶柄长1~2厘米，上面有槽，被散生长毛。花生于当年枝基部，雄花无花被；花梗长约3毫米，无毛；苞片倒卵状匙形，长6~8毫米，顶端圆形，边缘有睫毛，早落；雄蕊长约1厘米，无毛，花丝长约1毫米，药隔突出，花粉囊细长，无退化雌蕊。雌花单生，苞片倒卵形，花梗长8毫米，子房无毛，1室，扁而长，先端2裂，子房柄极短。翅果扁平，长椭圆形，长3~3.5厘米，宽1~1.3厘米，先端2裂，基部楔形，周围具薄翅；坚果位于中央，稍突起，子房柄长2~3毫米，与果梗相接处有关节。种子扁平，线形，长1.4~1.5厘米，宽3毫米，两端圆形。早春开花，秋后果实成熟。

【采集加工】树皮：4~6月剥取，刮去粗皮，堆置"发汗"至内皮呈紫褐色，晒干。生用或盐水炙用。

【性味功能】树皮：甘，温。补益肝肾，强筋壮骨，调理冲任，固经安胎。可治疗肾阳虚引起的腰腿痛或酸软无力，肝气虚引起的胞胎不固，阴囊湿痒等症。叶：微辛，温。补肝肾，强筋骨。治疗肝肾不足，头晕目眩，腰膝酸痛，筋骨痿软。

【用法用量】树皮：煎服，6~10克。叶：煎服，10~15克。

7 构·棘

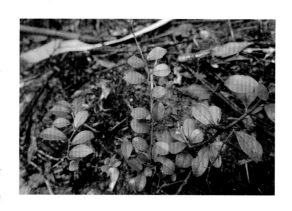

【别　　名】剥皮根、穿破石、葨芝、
千层皮、山荔枝、九重皮、
奴柘刺、黄飞虎。

【来　　源】桑科植物构棘 *Maclura cochinchinensis* (Loureiro) Corner 的根（穿破石）。

【原 植 物】直立或攀缘状灌木；枝无毛，具粗壮弯曲无叶的腋生刺，刺长约1厘米。叶革质，椭圆状披针形或长圆形，长3~8厘米，宽2~2.5厘米，全缘，先端钝或短渐尖，基部楔形，两面无毛，侧脉7~10对；叶柄长约1厘米。花雌雄异株，雌雄花序均为具苞片的球形头状花序，每花具2~4个苞片，苞片锥形，内面具2个黄色腺体，苞片常附着于花被片上；雄花序直径6~10毫米，花被片4，不相等，雄蕊4，花药短，在芽时直立，退化雌蕊锥形或盾或形；雌花序微被毛，花被片顶部厚，分离或万部合生，基有2黄色腺体。聚合果肉质，直径2~5厘米，表面微被毛，成熟时橙红色，核果卵圆形，成熟时褐色，光滑。花期4~5月，果期6~7月。

【采集加工】全年可采，洗净切片晒干。

【性味功能】根：淡、微苦，凉；祛风通络，清热除湿，解毒消肿；主治风湿痹痛，跌打损伤，黄疸，腮腺炎，肺结核，胃和十二指肠溃疡，淋浊，蛊胀，闭经，劳伤咯血，疔疮痈肿。

【用法用量】25~50克；外用适量，根皮捣烂敷患处。

8 无花果

【别　　名】无花果、奶浆果、映日果、文光果。

【来　　源】桑科植物无花果 *Ficus carica* L. 的果实（无花果）、根（无花果根）、叶（无花果叶）。

【原 植 物】落叶灌木，高 3~10 米，多分枝；树皮灰褐色，皮孔明显；小枝直立，粗壮。叶互生，厚纸质，广卵圆形，长宽近相等，10~20 厘米，通常 3~5 裂，小裂片卵形，边缘具不

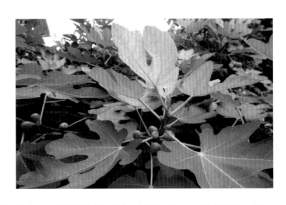

规则钝齿，表面粗糙，背面密生细小钟乳体及灰色短柔毛，基部浅心形，基生侧脉 3~5 条，侧脉 5~7 对；叶柄长 2~5 厘米，粗壮；托叶卵状披针形，长约 1 厘米，红色。雌雄异株，雄花和瘿花同生于一榕果内壁，雄花生内壁口部，花被片 4~5，雄蕊 3，有时 1 或 5，瘿花花柱侧生，短；雌花花被与雄花同，子房卵圆形，光滑，花柱侧生，柱头 2 裂，线形。榕果单生叶腋，大而梨形，直径 3~5 厘米，顶部下陷，成熟时紫红色或黄色，基生苞片 3，卵形；瘦果透镜状。花果期 5~7 月。

【采集加工】根全年可采；果、叶夏秋采，晒干用或鲜用。

【性味功能】根：甘，平；清热解毒，散瘀消肿；主治肺热咳嗽，咽喉肿痛，痔疮，痈疽，瘰疬，筋骨疼痛。叶：甘、微辛，平，有毒；清湿热，解疮毒，消肿止痛；主治湿热泄泻，带下，痔疮，痈肿疼痛，瘰疬。

【用法用量】果、叶：25~50 克；根、叶：外用适量，煎水熏洗患处。

9 矮小天仙果

【别　　名】大号牛奶根、野枇杷、牛奶榕、山无花果、山牛奶。

【来　　源】桑科植物矮小天仙果 *Ficus erecta* Thunb. 的根（天仙果）。

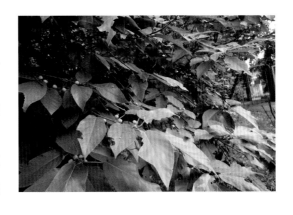

【原 植 物】大型落叶灌木，高 3~4 米；枝粗壮，近无毛，疏分枝。叶倒卵形至狭倒卵形，先端急尖，具短尖头，基部圆形或浅心形，表面无毛，微粗

糙，背面近光滑；叶柄长 1.5~4 厘米。榕果单生叶腋，球形，无毛，直径 1~1.5 厘米，成熟时红色，总梗细，长 1~2 厘米。

【采集加工】全年均可采收，鲜用或晒干。

【性味功能】根：甘、微辛，温；补中益气，祛风除湿；主治风湿关节痛，劳倦乏力，脱肛，月经不调，带下，皮肤瘙痒，骨结核，跌打损伤。

【用法用量】15~60 克，水煎服；外用适量，捣烂敷患处。

10 台湾榕

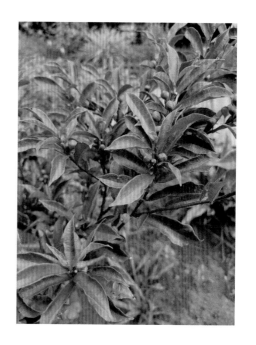

【别　　名】小号牛奶根、牛奶仔、牛奶果、长叶牛奶树、水牛奶。

【来　　源】桑科植物台湾榕 *Ficus formosana* Maxim. 的根（台湾榕）。

【原 植 物】灌木，高 1.5~3 米；小枝、叶柄、叶脉幼时疏被短柔毛；枝纤细，节短。叶膜质，倒披针形，长 4~11 厘米，宽 1.5~3.5 厘米，全缘或在中部以上有疏钝齿裂，顶部渐尖，中部以下渐窄，至基部成狭楔形，干后表面墨绿色，背面淡绿色，中脉不明显。榕果单生叶腋，卵状球形，直径 6~9 毫米，成熟时绿带红色，顶部脐状突起，基部收缩为纤细短柄，基生苞片 3，边缘齿状，总梗长 2~3 毫米，纤细；雄花散生榕果内壁，有或无柄，花被片 3~4，卵形，雄蕊 2，稀为 3，花药长过花丝；瘿花，花被片 4~5，舟状，子房球形，有柄，花柱短，侧生；雌花，有柄或无柄，花被片 4，花柱长，柱头漏斗形。瘦果球形，光滑。花期 4~7 月。

【采集加工】全年均可采收，鲜用或晒干。

【性味功能】甘、微涩，平。柔肝和脾，清热利湿。用于急、慢性肝炎，腰脊扭伤，水肿，小便淋痛。

【用法用量】15~30 克，水煎服；外用适量，捣烂敷患处。

11 粗叶榕

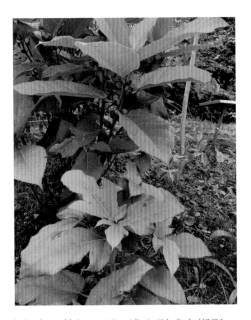

【别　　名】五指毛桃、大号牛奶根，空心牛奶仔、大牛奶、五爪龙。

【来　　源】桑科植物粗叶榕 *Ficus hirta* Vahl 的根（五爪龙）。

【原 植 物】灌木或小乔木，嫩枝中空，小枝、叶和榕果均被金黄色开展的长硬毛。叶互生，纸质，多型，长椭圆状披针形或广卵形，长 10~25 厘米，边缘具细锯齿，有时全缘或 3~5 深裂，先端急尖或渐尖，基部圆形、浅心形或宽楔形，表面疏生贴伏粗硬毛，背面密或疏生开展的白色或黄褐色绵毛和糙毛，基生脉 3~5 条，侧脉每边 4~7 条；叶柄长 2~8 厘米；托叶卵状披针形，长 10~30 毫米，膜质，红色，被柔毛。榕果成对腋生或生于已落叶枝上，球形或椭圆球形，无梗或近无梗，直径 10~15 毫米，幼时顶部苞片形成脐状凸起，基生苞片卵状披针形，长 10~30 毫米，膜质，红色，被柔毛；雌花果球形，雄花及瘿花果卵球形，无柄或近无柄，直径 10~15 毫米，幼嫩时顶部苞片形成脐状凸起，基生苞片早落，卵状披针形，先端急尖，外面被贴伏柔毛；雄花生于榕果内壁近口部，有柄，花被片 4，披针形，红色，雄蕊 2~3 枚，花药椭圆形，长于花丝；瘿花花被片与雌花同数，子房球形，光滑，花柱侧生，短，柱头漏斗形；雌花生雌株榕果内，有梗或无梗，花被片 4。瘦果椭圆球形，表面光滑，花柱贴生于一侧微凹处，细长，柱头棒状。

【采集加工】全年均可采收，鲜用或晒干。

【性味功能】甘、微苦，平。健脾化湿，行气通络，除痰止咳。主治风湿关节痛，胃痛，慢性支气管炎，肺结核，闭经，产后瘀血痛，带下，乳腺炎，乳汁稀少，睾丸炎，手足瘫痪，跌打损伤。

【用法用量】30~60 克，水煎服；外用适量，水煎洗患处。

12
琴叶榕

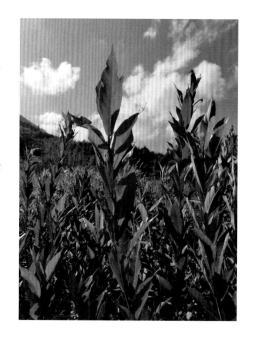

【别　　名】牛奶根、鸡公木、筛箕子木、
牛奶仔、牛奶柴、水榕、牛奶树、
倒吊葫芦。

【来　　源】桑科植物琴叶榕 *Ficus pandurata*
Hance 的根（琴叶榕）。

【原 植 物】小灌木，高 1~2 米；小枝。嫩
叶幼时被白色柔毛。叶纸质，
提琴形或倒卵形，长 4~8 厘米，
先端急尖有短尖，基部圆形至
宽楔形，中部缢缩，表面无毛，
背面叶脉有疏毛和小瘤点，基生侧脉 2，侧脉 3~5 对；叶柄疏被糙毛，
长 3~5 毫米；托叶披针形，迟落。榕果单生叶腋，鲜红色，椭圆形或球形，
直径 6~10 毫米，顶部脐状突起，基生苞片 3，卵形，总梗长 4~5 毫米，
纤细，雄花有柄，生榕果内壁口部，花被片 4，线形，雄蕊 3，稀为 2，
长短不一；瘿花有柄或无柄，花被片 3~4，倒披针形至线形，子房近球
形，花柱侧生，很短；雌花花被片 3~4，椭圆形，花柱侧生，细长，柱
头漏斗形。花期 6~8 月。

【采集加工】全年均可采收，鲜用或晒干。

【性味功能】甘、微辛，温。祛风除湿，解毒消肿，活血通经。主治风湿痹痛，黄疸，
疟疾，百日咳，乳汁不通，乳痈，痛经，闭经，痈疖肿痛，跌打损伤，
毒蛇咬伤。

【用法用量】15~30 克，水煎服；外用适量，捣烂敷患处。

13
薜荔

【别　　名】凉粉果、石壁披、风不动、膨泡树、邱抛藤、凉粉藤、泊壁藤、墙壁藤。

【来　　源】桑科植物薜荔 *Ficus pumila* L. 的果实（薜荔）、根（薜荔根）、茎叶（薜荔）。

【原 植 物】攀缘或匍匐灌木，叶两型，不结果枝节上生不定根，叶卵状心形，长约2.5厘米，薄革质，基部稍不对称，尖端渐尖，叶柄很短；结果枝上无不定根，革质，卵状椭圆形，长5~10厘米，宽2~3.5厘米，先端急尖至钝形，基部圆形至浅心形，全缘，上面无毛，背面被黄褐色柔毛，基生叶脉延长，网脉3~4对，在表面下陷，背面凸起，

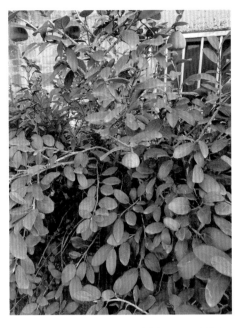

网脉甚明显，呈蜂窝状；叶柄长5~10毫米；托叶2，披针形，被黄褐色丝状毛。榕果单生叶腋，瘿花果梨形，雌花果近球形，长4~8厘米，直径3~5厘米，顶部截平，略具短钝头或为脐状凸起，基部收窄成一短柄，基生苞片宿存，三角状卵形，密被长柔毛，榕果幼时被黄色短柔毛，成熟黄绿色或微红色；总便粗短；雄花，生榕果内壁口部，多数，排为几行，有柄，花被片2~3，线形，雄蕊2枚，花丝短；瘿花具柄，花被片3~4，线形，花柱侧生，短；雌花生于另一植株榕果内壁，花柄长，花被片4~5。瘦果近球形，有黏液。花果期5~8月。

【采集加工】全年均可采收，鲜用或晒干。

【性味功能】根、茎：苦、涩，平；除湿祛风，舒筋通络；治风湿关节痛，坐骨神经痛，疟疾，劳倦乏力，子宫脱垂，闭经，产后瘀血痛，睾丸炎，脱肛，跌打损伤，扭伤，冻疮。叶：微酸，平；消肿散结；治漆过敏，无名肿毒。果：甘，凉；利湿通乳；治乳汁不足，乳糜尿，淋浊，便血。乳汁：治白癜风。

【用法用量】9~15克，水煎服；外用适量，煎水熏洗患处。

14 竹叶榕

【别　　　名】小号牛奶根、竹叶牛奶、狭叶牛奶、水稻清。

【来　　　源】桑科植物竹叶榕 *Ficus stenophylla* Hemsl. 的根（竹叶榕）。

【原 植 物】小灌木，高 1~3 米；小枝散生灰白色硬毛，节间短。叶纸质，干后灰绿色，线状披针形，长 5~13 厘米，先端渐尖，基部楔形至近圆形，表面无毛，背面有小瘤体，全缘背卷，侧脉 7~17 对；托叶披针形，红色，无毛，长约 8 毫米；叶柄长 3~7 毫米。榕果椭圆状球形，表面稍被柔毛，直径 7~8 毫米，成熟时深红色，顶端脐状突起，基生苞片三角形，宿存，总梗长 20~40 毫米；雄花和瘿花同生于雄株榕果中，雄花生内壁口部，有短柄，花被片 3~4，卵状披针形，红色，雄蕊 2~3，花丝短；瘿花，具柄，花被片 3~4，倒披针形，内弯，子房球形，花柱短，侧生；雌花生于另一植株榕果中，近无柄，花被片 4，线形，先端钝，瘦果透镜状，顶部具棱骨，一侧微凹入，花柱侧生，纤细。花果期 5~7 月。

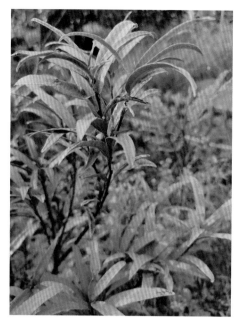

【采集加工】全年均可采收，鲜用或晒干。

【性味功能】根、茎：甘、辛、微苦，温；行气活血，祛痰止咳；用于咳嗽，胸痛，肾炎，风湿痛，乳汁稀少，跌打损伤。

【用法用量】15~30 克，水煎服。

15

变叶榕

【别　　　名】牛奶根、击常木、白半枫荷、牛奶仔、奶汁柴、牛乳树、细叶牛乳木、山牛奶。

【来　　　源】桑科植物变叶榕 *Ficus*

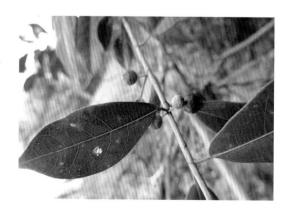

variolosa Lindl. ex Benth. 的根（变叶榕）。

【原 植 物】灌木或小乔木，光滑，高3~10米，树皮灰褐色；小枝节间短。叶薄革质，狭椭圆形至椭圆状披针形，长5~12厘米，宽1.5~4厘米，先端钝或钝尖，基部楔形，全缘，侧脉7~11（~15）对，与中脉略成直角展出；叶柄长6~10毫米；托叶长三角形，长约8毫米。榕果成对或单生叶腋，球形，直径10~12毫米，表面有瘤体，顶部苞片脐状突起，基生苞片3，卵状三角形，基部微合生，总梗长8~12毫米；瘿花子房球形，花柱短，侧生；雌花生另一植株榕果内壁，花被片3~4，子房肾形，花柱侧生，细长。瘦果表面有瘤体。花期12月至翌年6月。

【采集加工】全年均可采收，鲜用或晒干。

【性味功能】微苦、甘、辛，微温。祛风除湿，活血止痛。主治风湿关节痛，腰痛，胃及十二指肠溃疡，中暑发痧，催乳，跌打损伤，疔疖。

【用法用量】15~30克，水煎服。

16
全缘榕

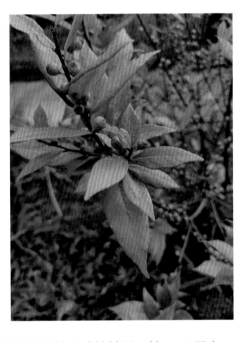

【别　　　名】小号牛奶根、牛乳子、小叶牛奶子、奶汁草、水风藤、全缘琴叶榕。

【来　　　源】桑科植物全缘榕 *Ficus pandurata* Hance var. *holophylla* Migo 的根（全缘榕）。

【原 植 物】灌木，高1米以上。幼枝绿褐色，有短毛，老枝棕褐色。单叶互生；叶柄紫红色，长5~10毫米；托叶三角状披针形，长约6毫米，早落；叶片膜质，倒卵形、倒卵状披针形或披针形，长5~13厘米，宽1.5~4厘米，先端短尾尖或急尖，中部不收狭，基都楔形，叶表面鲜时有黄色腺点，幼时有短毛，后脱落，叶下面有小腺点，全缘；基生3脉，侧脉5~7对，脉上有毛。隐头花序（榕果）单生于叶腋或生于已落叶的枝上，直径6~8毫米，顶部脐状突起，基部圆形或收缩成极短的柄，基苞片卵形；雄花、瘿花生于同一花序托内，雄花生于上部，花被片4，雄蕊3；瘿花具短梗或无梗，花被片3~4，子房近球形，花柱侧生；雌花生于另一花序托内，无梗或具短梗，花被片3~4，子房近椭圆形，花柱侧生。瘦果。花、果期6~11月。

【采集加工】根：四季可采；叶：夏季采收。均可鲜用或晒干。

【性味功能】根：甘、微辛，温；用于风湿关节痛，劳倦乏力，淋巴结核，消化不良，血淋，带下，痛疽溃疡，跌打损伤等。叶：甘、微辛，温；用于乳痈，蛇伤等。

【用法用量】内服：煎汤，15~30克，鲜品用量加倍。外用：适量，捣敷。

17.

桑

【别　　名】蚕子叶、桑树、桑叶、蚕叶。

【来　　源】桑科植物桑 Morus alba L. 的果穗（桑椹）、叶（桑叶）、根皮（桑白皮）。

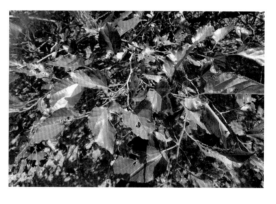

【原　植　物】乔木或为灌木，高3~10米或更高，胸径可达50厘米，树皮厚，灰色，具不规则浅纵裂；冬芽红褐色，卵形，芽鳞覆瓦状排列，灰褐色，有细毛；小枝有细毛。叶卵形或广卵形，长5~15厘米，宽5~12厘米，先端急尖、渐尖或圆钝，基部圆形至浅心形，边缘锯齿粗钝，有时叶为各种分裂，表面鲜绿色，无毛，背面沿脉有疏毛，脉腋有簇毛；叶柄长1.5~5.5厘米，具柔毛；托叶披针形，早落，外面密被细硬毛。花单性，腋生或生于芽鳞腋内，与叶同时生出；雄花序下垂，长2~3.5厘米，密被白色柔毛，雄花。花被片宽椭圆形，淡绿色。花丝在芽时内折，花药2室，球形至肾形，纵裂；雌花序长1~2厘米，被毛，总花梗长5~10毫米被柔毛，雌花无梗，花被片倒卵形，顶端圆钝，外面和边缘被毛，两侧紧抱子房，无花柱，柱头2裂，内面有乳头状突起。聚花果卵状椭圆形，长1~2.5厘米，成熟时红色或暗紫色。花期4~5月，果期5~8月。

【采集加工】果实：4~6 月变红时采收，晒干生用。叶：初霜后采收，晒干生用。根皮：秋末叶落时至次春发芽前采挖根部，刮去黄棕色粗皮，纵向剖开，剥取根皮，晒干生用。

【性味功能】果实：甘、酸，平；滋肾补肝；治血虚耳鸣，失眠，便秘等。叶：微苦，凉；疏风清热，凉血明目；治感冒，赤眼，自汗，盗汗，背痛。根皮：甘、寒；泻肺平喘，利水消肿；治肺热咳嗽，水肿。

【用法用量】果实：煎服，9~15 克。叶：煎服，5~10 克。根皮：煎服，6~12 克。

18 糯米团

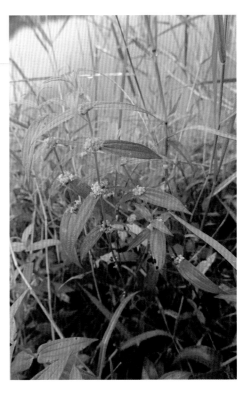

【别　　名】蔓苎麻、乌蛇草、乌疔药、石薯、猪仔草、红石薯。

【来　　源】荨麻科植物糯米团 *Gonostegia hirta* (Blume) Miq. 的带根全草（糯米根）。

【原 植 物】多年生草本，有时茎基部变木质；茎蔓生、铺地或渐升，长 50~100（~160）厘米，基部粗 1~2.5 毫米，不分枝或分枝，上部带四棱形，有短柔毛。叶对生；叶片草质或纸质，宽披针形至狭披针形、狭卵形、稀卵形或椭圆形，长（1~）3~10 厘米，宽（0.7~）1.2~2.8 厘米，顶端长渐尖至短渐尖，基部浅心形或圆形，边缘全缘，上面稍粗糙，有稀疏短伏毛或近无毛，下面沿脉有疏毛或近无毛，基出脉 3~5 条；叶柄长 1~4 毫米；托叶钻形，长约 2.5 毫米。团伞花序腋生，通常两性，有时单性，雌雄异株，直径 2~9 毫米；苞片三角形，长约 2 毫米。雄花：花梗长 1~4 毫米；花蕾直径约 2 毫米，在内折线上有稀疏长柔毛；花被片 5，分生，倒披针形，长 2~2.5 毫米，顶端短骤尖；雄蕊 5，花丝条形，长 2~2.5 毫米，花药长约 1 毫米；退化雌蕊极小，圆锥状。雌花：花被菱状狭卵形，长约1毫米，顶端有2小齿，有疏毛，果期呈卵形，长约1.6毫米，有10条纵肋；柱头长约3毫米，有密毛。瘦果卵球形，长约1.5毫米，白色或黑色，有光泽。花期5~9月。

【采集加工】全年均可采收。

【性味功能】甘、微苦，凉。清热凉血，消肿解毒。主治咯血，吐血，肾炎，带下，结膜炎，乳腺炎，对口疮，蜂窝织炎，疔疮痈肿。

【用法用量】10~30克，水煎服，鲜品加倍；外用适量。

19 金荞麦

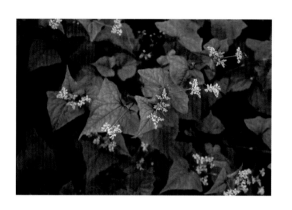

【别　　名】三角麦、荞麦、苦荞麦、天荞麦。

【来　　源】蓼科植物金荞麦*Fagopyrum dibotrys* (D. Don) Hara 的根茎（金荞麦）。

【原 植 物】多年生草本。根状茎木质化，黑褐色。茎直立，高50~100厘米，分枝，具纵棱，无毛。有时一侧沿棱被柔毛。叶三角形，长4~12厘米，宽3~11厘米，顶端渐尖，基部近戟形，边缘全缘，两面具乳头状突起或被柔毛；叶柄长可达10厘米；托叶鞘筒状，膜质，褐色，长5~10毫米，偏斜，顶端截形，无缘毛。花序伞房状，顶生或腋生；苞片卵状披针形，顶端尖，边缘膜质，长约3毫米，每苞内具2~4花；花梗中部具关节，与苞片近等长；花被5深裂，白色；花被片长椭圆形，长约2.5毫米；雄蕊8，比花被短；花柱3，柱头头状。瘦果宽卵形，具3锐棱，长6~8毫米，黑褐色，无光泽，超出宿存花被2~3倍。花期7~9月，果期8~10月。

【采集加工】冬季采挖，除去茎和须根，洗净，晒干。

【性味功能】微辛、涩，凉。清热解毒，排脓祛瘀。用于肺痈吐脓，肺热喘咳，瘰疬疮疖，乳蛾肿痛。

【用法用量】15~45克，用水或黄酒隔水密闭炖服。

20 虎杖

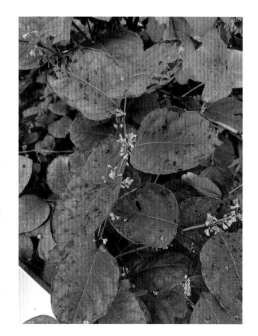

【别　　名】花斑竹、酸筒杆、大号蛇总管、土大黄、黄三七、透骨消草、活血龙。

【来　　源】蓼科植物虎杖 *Reynoutria japonica* Houtt. 的根及根茎（虎杖）。

【原 植 物】多年生草本。根状茎粗壮，横走。茎直立，高 1~2 米，粗壮，空心，具明显的纵棱，具小突起，无毛，散生红色或紫红斑点。叶宽卵形或卵状椭圆形，长 5~12 厘米，宽 4~9 厘米，近革质，顶端渐尖，基部宽楔形、截形或近圆形，边缘全缘，疏生小突起，两面无毛，沿叶脉具小突起；叶柄长 1~2 厘米，具小突起；托叶鞘膜质，偏斜，长 3~5 毫米，褐色，具纵脉，无毛，顶端截形，无缘毛，常破裂，早落。花单性，雌雄异株，花序圆锥状，长 3~8 厘米，腋生；苞片漏斗状，长 1.5~2 毫米，顶端渐尖，无缘毛，每苞内具 2~4 花；花梗长 2~4 毫米，中下部具关节；花被 5 深裂，淡绿色，雄花花被片具绿色中脉，无翅，雄蕊 8，比花被长；雌花花被片外面 3 片背部具翅，果时增大，翅扩展下延，花柱 3，柱头流苏状。瘦果卵形，具 3 棱，长 4~5 毫米，黑褐色，有光泽，包于宿存花被内。花期 8~9 月，果期 9~10 月。

【采集加工】春、秋季采挖，晒干生用。

【性味功能】苦、酸，微寒。清热利湿，散瘀解毒。主治急性肝炎，便秘，胆结石，阑尾炎，风湿关节痛，烫火伤，疔痈，湿疹，带状疱疹，外伤感染，跌打损伤。

【用法用量】煎服，9~15 克。外用适量，制成煎液或油膏涂敷。

21
马齿苋

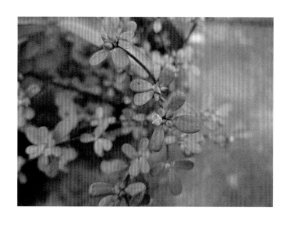

【别　　名】蛇苋、猪母菜、瓜子菜、
　　　　　　瓠子菜、狮岳菜、酸菜、
　　　　　　五行菜。

【来　　源】马齿苋科植物马齿苋
　　　　　　Portulaca oleracea L. 的
　　　　　　全草（马齿苋）。

【原 植 物】一年生草本，全株无毛。茎平卧或斜倚，伏地铺散，多分枝，圆柱形，
　　　　　　长 10~15 厘米，淡绿色或带暗红色。叶互生，有时近对生，叶片扁平，
　　　　　　肥厚，倒卵形，似马齿状，长 1~3 厘米，宽 0.6~1.5 厘米，顶端圆钝或
　　　　　　平截，有时微凹，基部楔形，全缘，上面暗绿色，下面淡绿色或带暗红色，
　　　　　　中脉微隆起；叶柄粗短。花无梗，直径 4~5 毫米，常 3~5 朵簇生枝端，
　　　　　　午时盛开；苞片 2~6，叶状，膜质，近轮生；萼片 2，对生，绿色，盔
　　　　　　形，左右压扁，长约 4 毫米，顶端急尖，背部具龙骨状凸起，基部合生；
　　　　　　花瓣 5，稀 4，黄色，倒卵形，长 3~5 毫米，顶端微凹，基部合生；雄
　　　　　　蕊通常 8，或更多，长约 12 毫米，花药黄色；子房无毛，花柱比雄蕊
　　　　　　稍长，柱头 4~6 裂，线形。蒴果卵球形，长约 5 毫米，盖裂；种子细小，
　　　　　　多数，偏斜球形，黑褐色，有光泽，直径不及 1 毫米，具小疣状凸起。
　　　　　　花期 5~8 月，果期 6~9 月。

【采集加工】夏、秋季采收，晒干生用。

【性味功能】酸，寒。清热利湿，解毒消肿。主治细菌性痢疾，肠炎，阑尾炎，肺结核，
　　　　　　便血，带下，百日咳，腮腺炎，急性扁桃体炎，疔疮疔肿，毒蛇咬伤，
　　　　　　毒蜂螫伤。

【用法用量】9~15 克，水煎服。外用适量，捣敷患处。

22
土人参

【别　　名】栌兰、土人参、紫人参、煮饭花。

【来　　源】马齿苋科植物土人参 *Talinum paniculatum*（Jacq.）Gaertn. 的全草（栌兰）。

【原 植 物】一年生或多年生草本，全株无毛，高 30~100 厘米。主根粗壮，圆锥形，有少数分枝，皮黑褐色，断面乳白色。茎直立，肉质，基部近木质，多少分枝，圆柱形，有时具槽。叶互生或近对生，具短柄或近无柄，叶片稍肉质，倒卵形或倒卵状长椭圆形，长 5~10 厘米，宽 2.5~5 厘米，顶端急尖，有时微凹，具短尖头，基部狭楔形，全缘。圆锥花序顶生或腋生，较大形，常二叉状分枝，具长花序梗；花小，直径约 6 毫米；总苞片绿色或近红色，圆形，顶端圆钝，长 3~4 毫

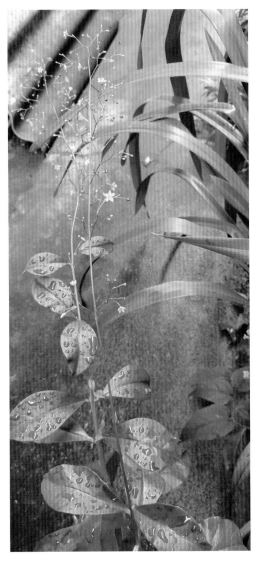

米；苞片 2，膜质，披针形，顶端急尖，长约 1 毫米；花梗长 5~10 毫米；萼片卵形，紫红色，早落；花瓣粉红色或淡紫红色，长椭圆形、倒卵形或椭圆形，长 6~12 毫米，顶端圆钝，稀微凹；雄蕊（10~）15~20，比花瓣短；花柱线形，长约 2 毫米，基部具关节；柱头 3 裂，稍开展；子房卵球形，长约 2 毫米。蒴果近球形，直径约 4 毫米，3 瓣裂，坚纸质；种子多数，扁圆形，直径约 1 毫米，黑褐色或黑色，有光泽。花期 6~8 月，果期 9~11 月。

【采集加工】秋、冬季挖根洗净、切片晒干；叶则随时可采，或秋季采集，晒干或蒸后晒干备用。

【性味功能】甘，平。根：补中益气，润肺生津；治咳嗽，劳倦乏力，腹泻，神经衰弱，盗汗，自汗，遗精，多尿，带下，月经不调，乳汁稀少，小儿虚热。叶：消肿解毒；治疗疮疔肿。

【用法用量】25~50克，水煎服。

23
乌 药

【别　　名】乒乓积、子孙柴、乌樟、钱柴头、矮樟、鲫鱼柴、哗哗柴。

【来　　源】樟科植物乌药 *Lindera aggregata* (Sims) Kosterm. 的根（乌药）。

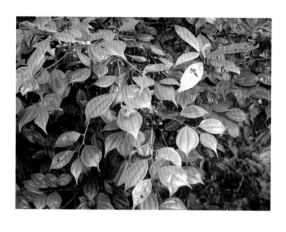

【原 植 物】常绿灌木或小乔木，高可达5米，胸径4厘米；树皮灰褐色；根有纺锤状或结节状膨胀，一般长3.5~8厘米，直径0.7~2.5厘米，外面棕黄色至棕黑色，表面有细皱纹，有香味，微苦，有刺激性清凉感。幼枝青绿色，具纵向细条纹，密被金黄色绢毛，后渐脱落，老时无毛，干时褐色。顶芽长椭圆形。叶互生，卵形、椭圆形至近圆形，通常长2.7~5厘米，宽1.5~4厘米，有时可长达7厘米，先端长渐尖或尾尖，基部圆形，革质或有时近革质，上面绿色，有光泽，下面苍白色，幼时密被棕褐色柔毛，后渐脱落，偶见残存斑块状黑褐色毛片，两面有小凹窝，三出脉，中脉及第一对侧脉上面通常凹下，少有凸出，下面明显凸出；叶柄长0.5~1厘米，有褐色柔毛，后毛被渐脱落。伞形花序腋生，无总梗，常6~8花序集生于一1~2毫米长的短枝上，每花序有一苞片，一般有花7朵；花被片6，近等长，外面被白色柔毛，内面无毛，黄色或黄绿色，偶有外乳白内紫红色；花梗长约0.4毫米，被柔毛。雄花花被片长约4毫米，宽约2毫米；雄蕊长3~4毫米，花丝被疏柔毛，第三轮的有2宽肾形具柄腺体，着生花丝基部，有时第二轮的也有腺体1~2枚；退化雌蕊坛状。雌花花被片长约2.5毫米，宽约2毫米，退化雄蕊长条片状，被疏柔毛，长约1.5毫米，第三轮基部着生2具柄腺体；子房椭圆形，长约1.5

毫米，被褐色短柔毛，柱头头状。果卵形或有时近圆形，长 0.6~1 厘米，直径 4~7 毫米。花期 3~4 月，果期 5~11 月。

【采集加工】全年均可采挖，晒干生用。

【性味功能】辛，温。温中调气，散寒止痛。主治胃痛，腹痛，寒积泻痢，疝气，风湿关节痛，月经不调，痛经，跌打损伤，乳腺炎，无名肿毒，癣。

【用法用量】6~10 克，水煎服。

24 三枝九叶草

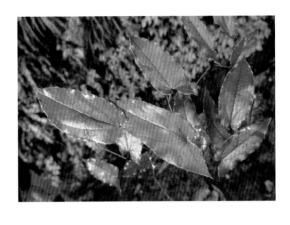

【别　　名】乏力草、花力草、淫羊藿、箭叶淫羊藿。

【来　　源】小檗科植物三枝九叶草 *Epimedium sagittatum* (Sieb. et Zucc.) Maxim. 的根及全草（淫羊藿）。

【原 植 物】多年生草本，植株高 30~50 厘米。根状茎粗短，节结状，质硬，多须根。一回三出复叶基生和茎生，小叶 3 枚；小叶革质，卵形至卵状披针形，长 5~19 厘米，宽 3~8 厘米，但叶片大小变化大，先端急尖或渐尖，基部心形，顶生小叶基部两侧裂片近相等，圆形，侧生小叶基部高度偏斜，外裂片远较内裂片大，三角形，急尖，内裂片圆形，上面无毛，背面疏被粗短伏毛或无毛，叶缘具刺齿；花茎具 2 枚对生叶。圆锥花序长 10~20（~30）厘米，宽 2~4 厘米，具 200 朵花，通常无毛，偶被少数腺毛；花梗长约 1 厘米，无毛；花较小，直径约 8 毫米，白色；萼片 2 轮，外萼片 4 枚，先端钝圆，具紫色斑点，其中 1 对狭卵形，长约 3.5 毫米，宽 1.5 毫米，另 1 对长圆状卵形，长约 4.5 毫米，宽约 2 毫米，内萼片卵状三角形，先端急尖，长约 4 毫米，宽约 2 毫米，白色；花瓣囊状，淡棕黄色，先端钝圆，长 1.5~2 毫米；雄蕊长 3~5 毫米，花药长 2~3 毫米；雌蕊长约 3 毫米，花柱长于子房。蒴果长约 1 厘米，宿存花柱长约 6 毫米。花期 4~5 月，果期 5~7 月。

【采集加工】全年可采，鲜用或晒干。

【性味功能】补精强壮，祛风湿。治阳痿、关节风湿痛、带下等症。

【用法用量】9~15克，水煎服。

25 台湾十大功劳

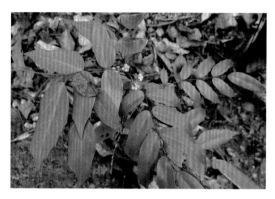

【别　　名】土黄柏。

【来　　源】小檗科植物台湾十大功劳 *Mahonia japonica* (Thunb.) DC. 的根（十大功劳根）。

【原 植 物】灌木，高约1米。叶长圆形，长15~27厘米，宽5~10厘米，具4~6对无柄小叶，最下一对小叶距叶柄基部约0.5厘米，上面深绿色，背面淡绿色，无白粉，叶脉隆起，叶轴粗2~3毫米，节间长2~4厘米；小叶卵形，最下一对小叶长1.8~2.7厘米，宽1.2~2厘米，往上小叶较大，长3.5~7厘米，宽2~4厘米，基部偏斜，略呈心形，下部小叶边缘每边具2~4牙齿，上部小叶具3~7牙齿，先端急尖或渐尖，顶生小叶较大，具小叶柄，长1~2厘米。总状花序下垂，5~10个簇生，长5~10厘米；芽鳞卵形至卵状披针形，长0.8~1.5厘米，宽0.4~0.7毫米，先端渐尖；花梗长6~7毫米；苞片卵形，长3.5~4毫米，宽2~2.5毫米，先端钝；花黄色；外萼片卵形，长2.5~2.7毫米，宽2.2~2.3毫米，先端钝，中萼片阔倒卵形，长3.3~3.5毫米，宽2.8~2.9毫米，内萼片倒卵状长圆形，长6~6.4毫米，宽3.4~3.5毫米；花瓣椭圆形，长5.5~6毫米，宽2.5~2.6毫米，先端微缺，基部腺体显著；雄蕊长约3.3毫米，药隔稍延伸，顶端圆形；子房长约3.4毫米，无花柱，胚珠4~7枚。浆果卵形，长约8毫米，直径约4毫米，暗紫色，略被白粉，宿存花柱极短或无。花期12月至翌年4月，果期4~8月。

【采集加工】全年均可采收，鲜用或晒干。

【性味功能】寒，苦。清热解毒，止咳化痰。主治细菌性痢疾、胃肠炎、传染性肝炎、支气管炎、咽喉肿痛、结膜炎、烧伤、烫伤等症。

【用法用量】10~15克，水煎服；外用适量，煎水洗患处。

26.
莲

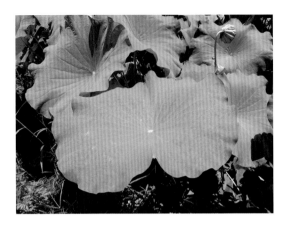

【别　　名】荷花、荷叶、莲子、藕节。

【来　　源】睡莲科植物莲 *Nelumbo nucifera* Gaertn. 的叶（荷叶）、成熟种子（莲子）、根茎（藕节）。

【原 植 物】多年生水生草本；根状茎横生，肥厚，节间膨大，内有多数纵行通气孔道，节部缢缩，上生黑色鳞叶，下生须状不定根。叶圆形，盾状，直径25~90厘米，全缘稍呈波状，上面光滑，具白粉，下面叶脉从中央射出，有1~2次叉状分枝；叶柄粗壮，圆柱形，长1~2米，中空，外面散生小刺。花梗和叶柄等长或稍长，也散生小刺；花直径10~20厘米，美丽，芳香；花瓣红色、粉红色或白色，矩圆状椭圆形至倒卵形，长5~10厘米，宽3~5厘米，由外向内渐小，有时变成雄蕊，先端圆钝或微尖；花药条形，花丝细长，着生在花托之下；花柱极短，柱头顶生；花托（莲房）直径5~10厘米。坚果椭圆形或卵形，长1.8~2.5厘米，果皮革质，坚硬，熟时黑褐色；种子（莲子）卵形或椭圆形，长1.2~1.7厘米，种皮红色或白色。花期6~8月，果期8~10月。

【采集加工】叶：晒干生用。种子：秋季果实成熟时采割莲房，取出果实，除去果皮，干燥；去心，生用。根茎：秋、冬二季采挖，切取节部，洗净，晒干，除去须根；生用或炒炭用。

【性味功能】叶：微苦，平；清热解暑，宽中解郁；治中暑烦渴，胸闷，荨麻疹。
种子：甘，平；补脾益肾，除湿，安胎；治胎动不安，带下，小儿遗尿。
根茎：甘，涩，平；收敛止血，化瘀；治疗吐血，咯血，尿血，崩漏。

【用法用量】叶：煎服，3~10克。种子：煎服，6~15克。根茎：煎服，9~15克。

27 蕺菜

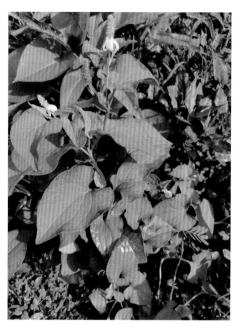

【别　　名】吉朝、吉朝根、鱼腥草、臭积
　　　　　　草、狗贴耳、猪姆耳、吉兆、
　　　　　　折耳根。

【来　　源】三白草科植物蕺菜 *Houttuynia cordata* Thunb. 的地上部分（鱼腥草）、根（折耳根）。

【原 植 物】腥臭草本，高30~60厘米；茎下部伏地，节上轮生小根，上部直立，无毛或节上被毛，有时带紫红色。叶薄纸质，有腺点，背面尤甚，卵形或阔卵形，长4~10厘米，宽2.5~6厘米，顶端短渐尖，基部心形，两面有时除叶脉被毛外余均无毛，背面常呈紫红色；叶脉5~7条，全部基出或最内1对离基约5毫米从中脉发出，如为7脉时，则最外1对很纤细或不明显；叶柄长1~3.5厘米，无毛；托叶膜质，长1~2.5厘米，顶端钝，下部与叶柄合生而成长8~20毫米的鞘，且常有缘毛，基部扩大，略抱茎。花序长约2厘米，宽5~6毫米；总花梗长1.5~3厘米，无毛；总苞片长圆形或倒卵形，长10~15毫米，宽5~7毫米，顶端钝圆；雄蕊长于子房，花丝长为花药的3倍。蒴果长2~3毫米，顶端有宿存的花柱。花期4~7月。

【采集加工】地上部分：鲜品全年均可采收；干品夏季茎叶茂盛花穗多时采割，除去杂质，晒干，生用。

【性味功能】地上部分：淡，凉。利湿清热，化痰止咳。主治肺脓肿，大叶性肺炎，疟疾，百日咳，痢疾，阑尾炎，尿道炎，小儿腹泻，中暑，感冒，扁桃体炎，胆囊炎，疮疖，顽癣，毒蛇咬伤。

【用法用量】煎服，15~25克，不宜久煎；鲜品用量加倍，水煎或捣汁服。外用适量，捣敷或煎汤熏洗患处。

28

山蒟

【别　　名】穿山龙、百灵草、海风藤、石
南藤。

【来　　源】胡椒科植物山蒟 *Piper hancei*
Maxim. 的全草（山蒟）。

【原 植 物】攀缘藤本，长数至 10 余米，
除花序轴和苞片柄外，余均无
毛；茎、枝具细纵纹，节上生
根。叶纸质或近革质，卵状披
针形或椭圆形，少有披针形，
长 6~12 厘米，宽 2.5~4.5 厘米，

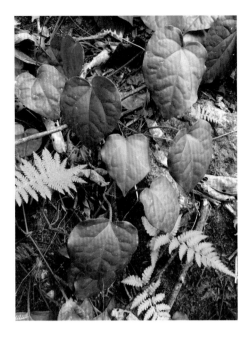

顶端短尖或渐尖，基部渐狭或楔形，有时钝，通常相等或有时略不等；
叶脉 5~7 条，最上 1 对互生，离基 1~3 厘米从中脉发出，弯拱上升几达
叶片顶部，如为 7 脉时，则最外 1 对细弱，网状脉通常明显；叶柄长
5~12 毫米；叶鞘长约为叶柄之半。花单性，雌雄异株，聚集成与叶对
生的穗状花序。雄花序长 6~10 厘米，直径约 2 毫米；总花梗与叶柄等
长或略长，花序轴被毛；苞片近圆形，直径约 0.8 毫米，近无柄或具短
柄，盾状，向轴面和柄上被柔毛；雄蕊 2 枚，花丝短。雌花序长约 3 厘
米，于果期延长；苞片与雄花序的相同，但柄略长；子房近球形，离生，
柱头 4 或稀有 3。浆果球形，黄色，直径 2.5~3 毫米。花期 3~8 月。

【采集加工】全年均可采收，以秋季为佳，鲜用或晒干。

【性味功能】辛，温。祛风除湿，活血消肿，行气止痛，化痰止咳。主治风寒湿痹，
胃痛，痛经，跌打损伤，风寒咳喘，疝气痛。

【用法用量】9~30 克，水煎服；外用适量，水煎熏洗患处。

29

风藤

【别　　名】穿山龙、百灵草、细叶青蒌藤、海风藤。

【来　　源】胡椒科植物风藤 *Piper kadsura* (Choisy) Ohwi 的全草（海风藤）。

【原 植 物】木质藤本；茎有纵棱，幼时被疏毛，节上生根。叶近革质，具白色腺点，卵形或长卵形，长 6~12 厘米，宽 3.5~7 厘米，顶端短尖或钝，基部心形，稀钝圆，腹面无毛，背面通常被短柔毛；叶脉 5 条，基出或近基部发出，最外 1 对细弱，不甚显著，中脉中上部发出的小脉弯拱；叶柄长 1~1.5 厘米，

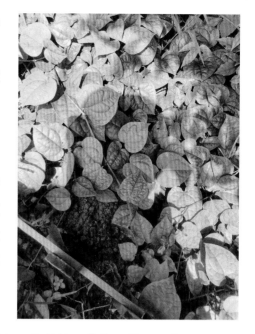

有时被毛；叶鞘仅限于基部具有。花单性，雌雄异株，聚集成与叶对生的穗状花序。雄花序长 3~5.5 厘米；总花梗略短于叶柄，花序轴被微硬毛；苞片圆形，近无柄，盾状，直径约 1 毫米，边缘不整齐，腹面被白色粗毛；雄蕊 2~3 枚，花丝短。雌花序短于叶片；总花梗与叶柄等长；苞片和花序轴与雄花序的相同；子房球形，离生，柱头 3~4，线形，被短柔毛。浆果球形，褐黄色，直径 3~4 毫米。花期 5~8 月。

【采集加工】全年均可采收，以秋季为佳，鲜用或晒干。

【性味功能】辛、苦，微温。祛风湿，通经络，理气，止痛。主治风寒湿痹，肢节疼痛，筋脉拘挛，脘腹冷痛，水肿。

【用法用量】9~30 克，水煎服；外用适量，水煎熏洗患处。

30 草珊瑚

【别　　名】九节龙、九节木、肿节风、九节风、学士茶、接骨丹、接骨草。

【来　　源】金粟兰科植物草珊瑚 *Sarcandra glabra* (Thunb.)

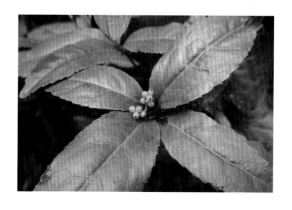

Nakai 的全株（肿节风）。

【原 植 物】常绿半灌木，高50~120厘米；茎与枝均有膨大的节。叶革质，椭圆形、卵形至卵状披针形，长6~17厘米，宽2~6厘米，顶端渐尖，基部尖或楔形，边缘具粗锐锯齿，齿尖有一腺体，两面均无毛；叶柄长0.5~1.5厘米，基部合生成鞘状；托叶钻形。穗状花序顶生，通常分枝，多少成圆锥花序状，连总花梗长1.5~4厘米；苞片三角形；花黄绿色；雄蕊1枚，肉质，棒状至圆柱状，花药2室，生于药隔上部之两侧，侧向或有时内向；子房球形或卵形，无花柱，柱头近头状。核果球形，直径3~4毫米，熟时亮红色。花期6月，果期8~10月。

【采集加工】全年均可采收，鲜用或晒干。

【性味功能】根：微苦，微温；活血散瘀，通络止痛；治跌打损伤，风湿关节痛，腰腿痛，骨折，疟疾，痢疾，癌症，产后腹痛，月经不调，小儿腹泻。
叶：微苦、辛，凉；清热解毒，消肿止痛；治烫火伤，防治中暑。主治流行性感冒、流行性乙型脑炎、肺炎、阑尾炎、盆腔炎、跌打损伤、风湿关节痛、闭经、创口感染、菌痢等。近年来还用以治疗胰腺癌、胃癌、直肠癌、肝癌、食管癌等恶性肿瘤，有缓解、缩小肿块、延长寿命、改善自觉症状等功效，无副作用。

【用法用量】15~30克，水煎服；外用适量，捣烂敷或煎水熏洗患处。

31 毛花猕猴桃

【别　　名】山毛桃、毛冬瓜、毛花杨桃、白藤梨、白洋桃、白毛桃、山蒲桃、接骨仙桃。

【来　　源】猕猴桃科植物毛花猕猴桃 *Actinidia eriantha* Bentham 的根（毛冬瓜根）。

【原 植 物】大型落叶藤本；小枝、叶柄、花序和萼片密被乳白色或淡污黄色直展的绒毛或交织压紧的

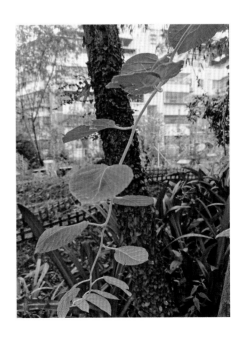

绵毛；小枝往往在当年一再分枝，着花小枝长 10~15 厘米，直径 4~7
毫米，大枝可达 40 毫米以上；隔年枝大多或厚或薄地残存皮屑状的毛
被，皮孔大小不等，茎皮常从皮孔的两端向两方裂开；髓白色，片层
状。叶软纸质，卵形至阔卵形，长 8~16 厘米，宽 6~11 厘米，顶端短尖
至短渐尖，基部圆形、截形或浅心形，边缘具硬尖小齿，腹面草绿色，
幼嫩时散被糙伏毛，成熟后很快秃净，仅余中脉和侧脉上有少数糙毛，
背面粉绿色，密被乳白色或淡污黄色星状绒毛，侧脉 7~8（~10）对，
横脉发达，显著可见，网状小脉较疏，较难观察；叶柄短且粗，长 1.5~3
厘米，被与小枝上同样的毛。聚伞花序简单，1~3 花，被与小枝上根同
但较蓬松的毛被，花序柄长 5~10 毫米，花柄长 3~5 毫米；苞片钻形，
3~4 毫米；花直径 2~3 厘米；萼片 2~3 片，淡绿色，瓢状阔卵形，长约
9 毫米，两面密被绒毛，外面毛被松而厚，内面毛被紧而薄；花瓣顶端
和边缘橙黄色，中央和基部桃红色，倒卵形，长约 14 毫米，边缘常呈
蚕蚀状；雄蕊极多，可达 240 枚（♂花），花丝纤细，浅红色，长 5~7
毫米，花药黄色，长圆形，长约 1 毫米；子房球形，密被白色绒毛，花
柱长 3~4 毫米。果柱状卵珠形，长 3.5~4.5 厘米，直径 2.5~3 厘米，密
被不脱落的乳白色绒毛，宿存萼片反折，果柄长达 15 毫米；种子纵径
2 毫米。花期 5 月上旬至 6 月上旬，果熟期 11 月。

【采集加工】全年可采，鲜用或晒干。

【性味功能】根：淡、微辛，寒；清热利湿，化痰宣肺；治风湿关节痛，肺结核，肺
热失音，痢疾，带下。叶：微苦、辛，寒；消肿解毒，止血祛瘀；治
痈疽肿毒，乳痈，跌打损伤，骨折，刀伤，冻疮溃破。

【用法用量】30~60 克，水煎服。

32.
荠

【别　　名】荠菜、上己菜、只只菜、荷包菜、三角菜。

【来　　源】十字花科植物荠 *Capsella bursa-pastoris* (L.) Medik. 的全草（荠菜）。

【原 植 物】一年生或二年生草本，高（7~）10~50 厘米，无毛、有单毛或分叉毛；
茎直立，单一或从下部分枝。基生叶丛生呈莲座状，大头羽状分裂，

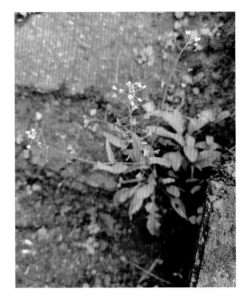

长可达12厘米，宽可达2.5厘米，顶裂片卵形至长圆形，长5~30毫米，宽2~20毫米，侧裂片3~8对，长圆形至卵形，长5~15毫米，顶端渐尖，浅裂或有不规则粗锯齿或近全缘，叶柄长5~40毫米；茎生叶窄披针形或披针形，长5~6.5毫米，宽2~15毫米，基部箭形，抱茎，边缘有缺刻或锯齿。总状花序顶生及腋生，果期延长达20厘米；花梗长3~8毫米；萼片长圆形，长1.5~2毫米；花瓣白色，卵形，长2~3毫米，有短爪。短角果倒三角形或倒心状三角形，长5~8毫米，宽4~7毫米，扁平，无毛，顶端微凹，裂瓣具网脉；花柱长约0.5毫米；果梗长5~15毫米。种子2行，长椭圆形，长约1毫米，浅褐色。花果期4~6月。

【采集加工】春末夏初采集，晒干。

【性味功能】甘，凉。清热解毒，利水凉血，种子明目。主治麻疹，水肿，乳糜尿，尿血，痢疾，高血压，小儿疳热。

【用法用量】25~100克，水煎服。

33 萝卜

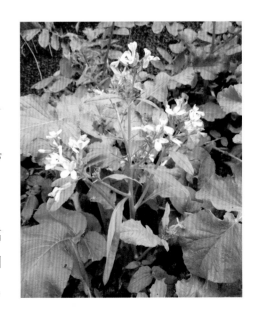

【别　　名】萝卜、菜头、莱菔。

【来　　源】十字花科植物萝卜 *Raphanus sativus* L. 的种子（莱菔子）、根（萝卜）。

【原 植 物】一年生或二年生草本，高20~100厘米；直根肉质，长圆形、球形或圆锥形，外皮绿色、白色或红色；茎有分枝，无毛，稍具粉霜。基生叶和下部茎生叶大头羽状半裂，长 8~30 厘米，宽 3~5 厘米，顶裂片卵形，侧裂片 4~6 对，长圆形，有钝齿，疏生粗毛，上部叶长圆形，有锯齿或近全缘。总状花序顶生及腋生；花白色或粉红色，直径 1.5~2 厘米；花梗长 5~15 毫米；萼片长圆形，长 5~7 毫米；花瓣倒卵形，长 1~1.5 厘米，具紫纹，下部有长 5 毫米的爪。长角果圆柱形，长 3~6 厘米，宽 10~12 毫米，在相当种子间处缢缩，并形成海绵质横隔；顶端喙长 1~1.5 厘米；果梗长 1~1.5 厘米。种子 1~6 个，卵形，微扁，长约 3 毫米，红棕色，有细网纹。花期 4~5 月，果期 5~6 月。

【采集加工】夏季果实成熟时采割植株，晒干，搓出种子，除去杂质，再晒干。生用或炒用，用时捣碎。

【性味功能】辛、甘、平。下气，化痰。治咳嗽，痰喘，食积，便秘。

【用法用量】5~12 克，水煎服。（不宜与人参同用）

34

半枫荷

【别　　名】翻白叶树、阴阳叶。

【来　　源】金缕梅科植物半枫荷 *Semiliquidambar cathayensis* Chang 的叶（金缕半枫荷）。

【原 植 物】常绿乔木，高约 17 米，胸径达 60 厘米，树皮灰色，稍粗糙；芽体长卵形，略有短柔毛；当年枝干后暗褐色，无毛；

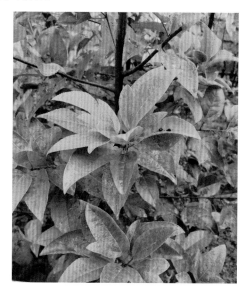

老枝灰色，有皮孔。叶簇生于枝顶，革质，异型，不分裂的叶片卵状椭圆形，长 8~13 厘米，宽 3.5~6 厘米；先端渐尖，尾部长 1~1.5 厘米；基部阔楔形或近圆形，稍不等侧；上面深绿色，发亮，下面浅绿色，无毛；或为掌状 3 裂，中央裂片长 3~5 厘米，两侧裂片卵状三角形，长 2~2.5 厘米，斜行向上，有时为单侧叉状分裂；边缘有具腺锯齿；掌状脉 3 条，两侧的较纤细，在不分裂的叶上常离基 5~8 毫米，中央的主脉还有侧

脉 4~5 对，与网状小脉在上面很明显，在下面突起；叶柄长 3~4 厘米，较粗壮，上部有槽，无毛。雄花的短穗状花序常数个排成总状，长 6 厘米，花被全缺，雄蕊多数，花丝极短，花药先端凹入，长 1.2 毫米。雌花的头状花序单生，萼齿针形，长 2~5 毫米，有短柔毛，花柱长 6~8 毫米，先端卷曲，有柔毛，花序柄长 4.5 厘米，无毛。头状果序直径 2.5 厘米，有蒴果 22~28 个，宿存萼齿比花柱短。

【采集加工】春、夏、秋季叶生长茂盛时采收，晒干或鲜用。

【性味功能】甘，温。祛风湿，舒筋活血。用于风湿性关节炎，类风湿关节炎，腰肌劳损，慢性腰腿痛，半身不遂，跌打损伤，扭挫伤；外用治刀伤出血。

【用法用量】内服：煎汤，5~10 克。外用：适量，研末撒；或鲜品捣烂敷；或煎水洗。

35 费菜

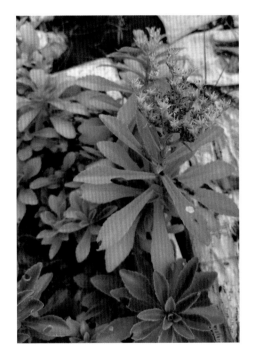

【别　　名】养心菜、黄菜、土三七、养心草、石菜兰、细叶费菜。

【来　　源】景天科植物费菜 *Phedimus aizoon* (L.) 't Hart. 的全草（景天三七）。

【原　植　物】多年生草本。根状茎短，粗茎高 20~50 厘米，有 1~3 条茎，直立，无毛，不分枝。叶互生，狭披针形、椭圆状披针形至卵状倒披针形，长 3.5~8 厘米，宽 1.2~2 厘米，先端渐尖，基部楔形，边缘有不整齐的锯齿；叶坚实，近革质。聚伞花序有多花，水平分枝，平展，下托以苞叶。萼片 5，线形，肉质，不等长，长 3~5 毫米，先端钝；花瓣 5，黄色，长圆形至椭圆状披针形，长 6~10 毫米，有短尖；雄蕊 10，较花瓣短；鳞片 5，近正方形，长 0.3 毫米，心皮 5，卵状长圆形，基部合生，腹面凸出，花柱长钻形。蓇葖星芒状排列，长 7 毫米；种子椭圆形，长约 1 毫米。花期 6~7 月，果期 8~9 月。

【采集加工】夏、秋季间开花时；割取地上部分，晒干。

【性味功能】甘、微酸，平。止血，止痛，清热解毒，散瘀消肿，通淋，利尿，安神。主治吐血，外伤出血，水肿，跌打损伤，心悸，失眠，疮疖痈肿，烫火伤，毒虫咬伤。

【用法用量】内服：煎汤，15~30克；或鲜品绞汁，30~60克。外用：适量，鲜品捣敷；或研末撒敷。

36

垂盆草

【别　　名】扁叶佛甲草、退黄草、半枝莲、三叶佛甲草、扁叶佛甲草。

【来　　源】景天科植物垂盆草 *Sedum sarmentosum* Bunge 的全草（垂盆草）。

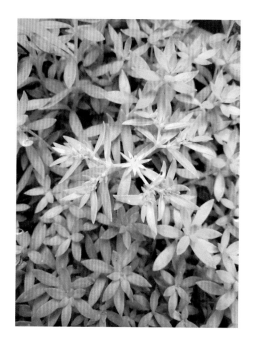

【原　植　物】多年生草本。不育枝及花茎细，匍匐而节上生根，直到花序之下，长10~25厘米。3叶轮生，叶倒披针形至长圆形，长15~28毫米，宽3~7毫米，先端近急尖，基部急狭，有距。聚伞花序，有3~5分枝，花少，宽5~6厘米；花无梗；萼片5，披针形至长圆形，长3.5~5毫米，先端钝，基部无距；花瓣5，黄色，披针形至长圆形，长5~8毫米，先端有稍长的短尖；雄蕊10，较花瓣短；鳞片10，楔状四方形，长0.5毫米，先端稍有微缺；心皮5，长圆形，长5~6毫米，略叉开，有长花柱。种子卵形，长0.5毫米。花期5~7月，果期8月。

【采集加工】夏、秋季采收。除去杂质，干燥。切断，生用。

【性味功能】微酸，凉。清热除湿，解毒消肿。主治传染性肝炎，痢疾，肺痈，痈肿疔疮，烫伤，咽喉炎。

【用法用量】15~30克，水煎服。

37

龙芽草

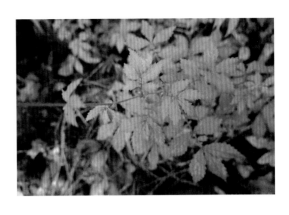

【别　　名】仙鹤草、脱力草、金顶龙牙草、石打穿、黄花子草。

【来　　源】蔷薇科植物龙芽草 *Agrimonia pilosa* Ledeb. 的地上部分（仙鹤草）。

【原 植 物】多年生草本。根多呈块茎状，周围长出若干侧根，根茎短，基部常有1至数个地下芽。茎高30~120厘米，被疏柔毛及短柔毛，稀下部被稀疏长硬毛。叶为间断奇数羽状复叶，通常有小叶3~4对，稀2对，向上减少至3小叶，叶柄被稀疏柔毛或短柔毛；小叶片无柄或有短柄，倒卵形、倒卵状椭圆形或倒卵状披针形，长1.5~5厘米，宽1~2.5厘米，顶端急尖至圆钝，稀渐尖，基部楔形至宽楔形，边缘有急尖到圆钝锯齿，上面被疏柔毛，稀脱落几无毛，下面通常脉上伏生疏柔毛，稀脱落几无毛，有显著腺点；托叶草质，绿色，镰形，稀卵形，顶端急尖或渐尖，边缘有尖锐锯齿或裂片，稀全缘，茎下部托叶有时卵状披针形，常全缘。花序穗状总状顶生，分枝或不分枝，花序轴被柔毛，花梗长1~5毫米，被柔毛；苞片通常深3裂，裂片带形，小苞片对生，卵形，全缘或边缘分裂；花直径6~9毫米；萼片5，三角状卵形；花瓣黄色，长圆形；雄蕊（5~）8~15枚；花柱2，丝状，柱头头状。果实倒卵圆锥形，外面有10条肋，被疏柔毛，顶端有数层钩刺，幼时直立，成熟时靠合，连钩刺长7~8毫米，最宽处直径3~4毫米。花果期5~12月。

【采集加工】夏、秋季茎叶茂盛时采割，除去杂质，晒干。切断，生用。

【性味功能】苦、涩，微温。收敛，止血，驱虫。主治鼻衄，咯血，消化道出血，伤风感冒，痢疾，急性胃肠炎，支气管哮喘，子宫出血，产后腹痛，痔疮出血，外伤出血，指头炎，腰扭伤，绦虫病，滴虫性阴道炎。

【用法用量】6~12克，水煎服。外用适量。

38 蛇 莓

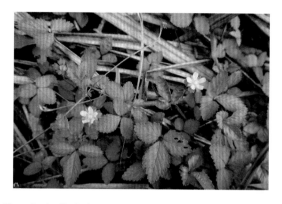

【别　　名】蛇婆菜、蛇菠、地杨梅、
蛇蓉草、野莓草。

【来　　源】蔷薇科植物蛇莓 *Duchesnea indica* (Andrews) Teschem. 的全草（蛇莓）。

【原 植 物】多年生草本；根茎短，粗壮；匍匐茎多数，长30~100厘米，有柔毛。小叶片倒卵形至菱状长圆形，长2~3.5（~5）厘米，宽1~3厘米，先端圆钝，边缘有钝锯齿，两面皆有柔毛，或上面无毛，具小叶柄；叶柄长1~5厘米，有柔毛；托叶窄卵形至宽披针形，长5~8毫米。花单生于叶腋；直径1.5~2.5厘米；花梗长3~6厘米，有柔毛；萼片卵形，长4~6毫米，先端锐尖，外面有散生柔毛；副萼片倒卵形，长5~8毫米，比萼片长，先端常具3~5锯齿；花瓣倒卵形，长5~10毫米，黄色，先端圆钝；雄蕊20~30；心皮多数，离生；花托在果期膨大，海绵质，鲜红色，有光泽，直径10~20毫米，外面有长柔毛。瘦果卵形，长约1.5毫米，光滑或具不明显突起，鲜时有光泽。花期6~8月，果期8~10月。

【采集加工】夏、秋季采收，鲜用或洗净晒干。

【性味功能】淡，凉。清热凉血，消肿解毒。主治吐血，咯血，咽喉肿痛，中暑，痢疾，子宫内膜炎，乳腺炎，对口疮，疔疮肿毒，毒蛇咬伤。

【用法用量】内服：煎汤，9~15克（鲜品30~60克）；或捣汁。外用：适量捣敷或研末撒。

39 枇 杷

【别　　名】枇杷、芦橘、卖克神、土冬花、无忧扇。

【来　　源】蔷薇科植物枇杷 *Eriobotrya japonica* (Thunb.) Lindl. 的叶（枇杷叶）。

【原 植 物】常绿小乔木，高可达10米；小枝粗壮，黄褐色，密生锈色或灰棕色绒毛。叶片革质，披针形、倒披针形、倒卵形或椭圆长圆形，长12~30厘

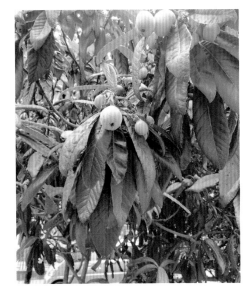

米，宽 3~9 厘米，先端急尖或渐尖，基部楔形或渐狭成叶柄，上部边缘有疏锯齿，基部全缘，上面光亮，多皱，下面密生灰棕色绒毛，侧脉 11~21 对；叶柄短或几无柄，长 6~10 毫米，有灰棕色绒毛；托叶钻形，长 1~1.5 厘米，先端急尖，有毛。圆锥花序顶生，长 10~19 厘米，具多花；总花梗和花梗密生锈色绒毛；花梗长 2~8 毫米；苞片钻形，长 2~5 毫米，密生锈色绒毛；花直径 12~20 毫米；萼筒浅杯状，长 4~5 毫米，萼片三角卵形，长 2~3 毫米，先端急尖，萼筒及萼片外面有锈色绒毛；花瓣白色，长圆形或卵形，长 5~9 毫米，宽 4~6 毫米，基部具爪，有锈色绒毛；雄蕊 20，远短于花瓣，花丝基部扩展；花柱 5，离生，柱头头状，无毛，子房顶端有锈色柔毛，5 室，每室有 2 胚珠。果实球形或长圆形，直径 2~5 厘米，黄色或橘黄色，外有锈色柔毛，不久脱落；种子 1~5，球形或扁球形，直径 1~1.5 厘米，褐色，光亮，种皮纸质。花期 10~12 月，果期 5~6 月。

【采集加工】全年均可采收，晒至七八成干时，扎成小把，再晒干。除去绒毛，用水喷润，切丝，干燥。生用或蜜炙用。

【性味功能】叶：苦，平；止咳化痰，降气和胃。

【用法用量】6~10 克，水煎服。止咳宜炙用，止呕宜生用。

40 山桃

【别　　名】山桃、桃、桃胶、花桃。

【来　　源】蔷薇科植物山桃 *Prunus davidiana* (Carrière) Franch. 的树皮中分泌出来的树

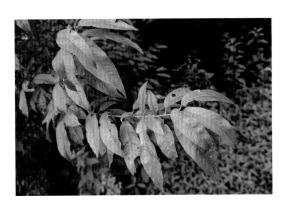

脂（桃胶）。

【原 植 物】乔木，高可达10米；树冠开展，树皮暗紫色，光滑；小枝细长，直立，幼时无毛，老时褐色。叶片卵状披针形，长5~13厘米，宽1.5~4厘米，先端渐尖，基部楔形，两面无毛，叶边具细锐锯齿；叶柄长1~2厘米，无毛，常具腺体。花单生，先于叶开放，直径2~3厘米；花梗极短或几无梗；花萼无毛；萼筒钟形；萼片卵形至卵状长圆形，紫色，先端圆钝；花瓣倒卵形或近圆形，长10~15毫米，宽8~12毫米，粉红色，先端圆钝，稀微凹；雄蕊多数，几与花瓣等长或稍短；子房被柔毛，花柱长于雄蕊或近等长。果实近球形，直径2.5~3.5厘米，淡黄色，外面密被短柔毛，果梗短；果肉薄而干，不可食，成熟时不开裂；核球形或近球形，两侧不压扁，顶端圆钝，基部截形，表面具纵、横沟纹和孔穴，与果肉分离。花期3~4月，果期7~8月。

【采集加工】夏季采收，用刀切割树皮，待树脂溢出后收集。水浸，洗去杂质，晒干。

【性味功能】苦，平。和血，益气，止渴。用于治疗糖尿病，小儿疳积。

【用法用量】内服：煎汤，9~15克，或入丸、散。

41.
桃

【别　　　名】桃。

【来　　　源】蔷薇科植物桃 *Prunus persica* L. 的种子（桃仁）。

【原 植 物】乔木，高达8米；小枝无毛；冬芽被柔毛；叶

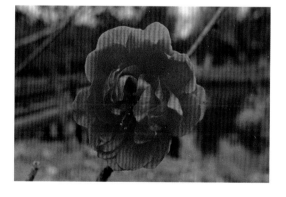

披针形，先端渐尖，基部宽楔形，具锯齿；花单生，先叶开放，直径2.5~3.5厘米；花梗极短或几无梗；萼筒钟形，被柔毛，稀几无毛，萼片卵形或长圆形，被柔毛；花瓣长圆状椭圆形或宽倒卵形，粉红色，稀白色；花药绯红色；核果卵圆形，成熟时向阳面具红晕；果肉多色，多汁有香味，甜或酸甜；花期3~4月，果成熟期因品种而异，常8~9月。

【采集加工】果实成熟后采收，除去果肉、核壳，取出种子，晒干。生用，或照㷶法去皮用、炒黄用，用时捣碎。

【性味功能】苦、甘，平。活血行气，润燥滑肠。用于治疗跌打损伤，瘀血肿痛，肠燥便秘。

【用法用量】5~10克，水煎服。（孕妇慎用）

42
金樱子

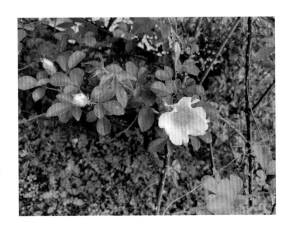

【别　　名】鸡厨奶、鸡滴奶、大金英、刺梨子、刺橄榄、蜜罐子、鸡母卵、鸡糖卵子。

【来　　源】蔷薇科植物金樱子 *Rosa laevigata* Michx.的根（金樱根）、果实（金樱子）。

【原　植　物】常绿攀缘灌木，高可达5米；小枝粗壮，散生扁弯皮刺，无毛，幼时被腺毛，老时逐渐脱落减少。小叶革质，通常3，稀5，连叶柄长5~10厘米；小叶片椭圆状卵形、倒卵形或披针状卵形，长2~6厘米，宽1.2~3.5厘米，先端急尖或圆钝，稀尾状渐尖，边缘有锐锯齿，上面亮绿色，无毛，下面黄绿色，幼时沿中肋有腺毛，老时逐渐脱落无毛；小叶柄和叶轴有皮刺和腺毛；托叶离生或基部与叶柄合生，披针形，边缘有细齿，齿尖有腺体，早落。花单生于叶腋，直径5~7厘米；花梗长1.8~2.5厘米，偶有3厘米者，花梗和萼筒密被腺毛，随果实成长变为针刺；萼片卵状披针形，先端呈叶状，边缘羽状浅裂或全缘，常有刺毛和腺毛，内面密被柔毛，比花瓣稍短；花瓣白色，宽倒卵形，先端微凹；雄蕊多数；心皮多数，花柱离生，有毛，比雄蕊短很多。果梨形、倒卵形，稀近球形，紫褐色，外面密被刺毛，果梗长约3厘米，萼片宿存。花期4~6月，果期7~11月。

【采集加工】根：全年均可采收，鲜用或晒干。果实：夏、秋季采收，鲜用或晒干。

【性味功能】根：微苦、涩，微温；益肾固摄。果实：甘、酸，平；益肾固摄；治腰痛，遗精，遗尿，多尿，肾炎，盗汗，久痢脱肛，腹泻，子宫脱垂，带下。

【用法用量】根：15~60克，水煎服；外用适量，捣烂敷或煎水洗患处。果实：6~12克，水煎服。

43 龙须藤

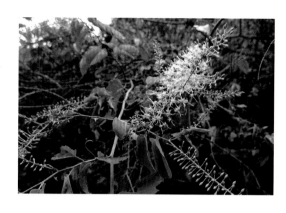

【别　　名】梅花藤、梅花入骨丹、加剪草、九龙藤、双木蟹、蝶藤、乌郎藤。

【来　　源】豆科植物龙须藤 *Bauhinia championii* (Benth.) Benth. 的藤茎（九龙藤）。

【原 植 物】藤本，有卷须；嫩枝和花序薄被紧贴的小柔毛。叶纸质，卵形或心形，长 3~10 厘米，宽 2.5~6.5（~9）厘米，先端锐渐尖、圆钝、微凹或 2 裂，裂片长度不一，基部截形、微凹或心形，上面无毛，下面被紧贴的短柔毛，渐变无毛或近无毛，干时粉白褐色；基出脉 5~7 条；叶柄长 1~2.5 厘米，纤细，略被毛。总状花序狭长，腋生，有时与叶对生或数个聚生于枝顶而成复总状花序，长 7~20 厘米，被灰褐色小柔毛；苞片与小苞片小，锥尖；花蕾椭圆形，长 2.5~3 毫米，具凸头，与萼及花梗同被灰褐色短柔毛；花直径约 8 毫米；花梗纤细，长 10~15 毫米；花托漏斗形，长约 2 毫米；萼片披针形，长约 3 毫米；花瓣白色，具瓣柄，瓣片匙形，长约 4 毫米，外面中部疏被丝毛；能育雄蕊 3，花丝长约 6 毫米，无毛；退化雄蕊 2；子房具短柄，仅沿两缝线被毛，花柱短，柱头小。荚果倒卵状长圆形或带状，扁平，长 7~12 厘米，宽 2.5~3 厘米，无毛，果瓣革质；种子 2~5 颗，圆形，扁平，直径约 12 毫米。花期 6~10 月，果期 7~12 月。

【采集加工】全年可采，鲜用或晒干。

【性味功能】苦、辛，平。用于风湿骨痛，跌打接骨，胃痛。

【用法用量】9~15 克，水煎服。

44 刀豆

【别　　名】挟剑豆、野刀板藤、葛豆、刀豆角、刀板豆。

【来　　源】豆科植物刀豆 *Canavalia gladiata* (Jacq.) DC. 的种子（刀豆）。

【原 植 物】缠绕草本，长达数米，无毛或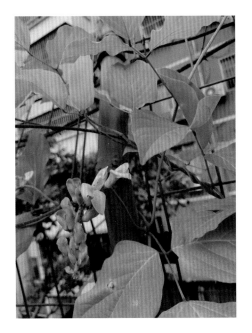
稍被毛。羽状复叶具 3 小叶，
小叶卵形，长 8~15 厘米，宽
（4~）8~12 厘米，先端渐尖或
具急尖的尖头，基部宽楔形，
两面薄被微柔毛或近无毛，侧
生小叶偏斜；叶柄常较小叶片
为短；小叶柄长约 7 毫米，被
毛。总状花序具长总花梗，有
花数朵生于总轴中部以上；花
梗极短，生于花序轴隆起的节
上；小苞片卵形，长约 1 毫米，
早落；花萼长 15~16 毫米，稍被毛，上唇约为萼管长的 1/3，具 2 枚阔
而圆的裂齿，下唇 3 裂，齿小，长 2~3 毫米，急尖；花冠白色或粉红色，
长 3~3.5 厘米，旗瓣宽椭圆形，顶端凹入，基部具不明显的耳及阔瓣柄，
翼瓣和龙骨瓣均弯曲，具向下的耳；子房线形，被毛。荚果带状，略弯曲，
长 20~35 厘米，宽 4~6 厘米，离缝线约 5 毫米处有棱；种子椭圆形或
长椭圆形，长约 3.5 厘米，宽约 2 厘米，厚约 1.5 厘米，种皮红色或褐色，
种脐约为种子周长的 3/4。花期 7~9 月，果期 10 月。

【采集加工】秋季采收成熟果实，剥取种子，晒干。

【性味功能】甘，平。温中下气，止呕逆，益肾。治疗病后及虚寒性呃逆，呕吐，腹
胀以及肾虚所致的腰痛等病症。

【用法用量】4.5~9 克，水煎服。

45
扁 豆

【别　　　名】白扁豆、藕豆、藤豆。

【来　　　源】豆科植物扁豆 *Lablab purpureus* (L.) Sweet 的种子（白扁豆）。

【原 植 物】多年生缠绕藤本。全株几无毛，茎长可达 6 米，常呈淡紫色。羽状复叶
具 3 小叶；托叶基着，披针形；小托叶线形，长 3~4 毫米；小叶宽三

角状卵形，长 6~10 厘米，宽约与长相等，侧生小叶两边不等大，偏斜，先端急尖或渐尖，基部近截平。总状花序直立，长 15~25 厘米，花序轴粗壮，总花梗长 8~14 厘米；小苞片 2，近圆形，长 3 毫米，脱落；花 2 至多朵簇生于每一节上；花萼钟状，长约 6 毫米，上方 2 裂齿几完全合生，下方的 3 枚近相等；花冠白色或紫色，旗瓣圆形，基部两侧具 2 枚长而

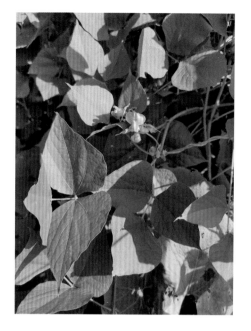

直立的小附属体，附属体下有 2 耳，翼瓣宽倒卵形，具截平的耳，龙骨瓣呈直角弯曲，基部渐狭成瓣柄；子房线形，无毛，花柱比子房长，弯曲不逾 90°，一侧扁平，近顶部内缘被毛。荚果长圆状镰形，长 5~7 厘米，近顶端最阔，宽 1.4~1.8 厘米，扁平，直或稍向背弯曲，顶端有弯曲的尖喙，基部渐狭；种子 3~5 颗，扁平，长椭圆形，在白花品种中为白色，在紫花品种中为紫黑色，种脐线形，长约占种子周长的 2/5。花期 4~12 月。

【采集加工】秋、冬季采收成熟果实，晒干，取出种子，再晒干。生用或炒用，用时捣碎。

【性味功能】甘，微温。清暑解毒，健脾化湿。治淋浊，腹泻，慢性肾炎，贫血，糖尿病；扁豆衣治暑泻。

【用法用量】9~15 克，水煎服。

46 鸡眼草

【别　　名】小号蝇翼、苍蝇翅、人字草、夜合草、小关门草、萹蓄、三叶草。

【来　　源】豆科植物鸡眼草 *Kummerowia striata* (Thunb.) Schindl. 的全草（鸡眼草）。

【原 植 物】一年生草本，披散或平卧，多分枝，高（5~）10~45 厘米，茎和枝上被

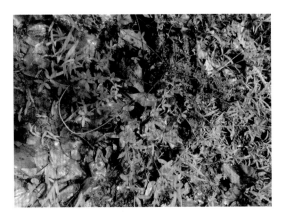

倒生的白色细毛。叶为三出羽状复叶；托叶大，膜质，卵状长圆形，比叶柄长，长 3~4 毫米，具条纹，有缘毛；叶柄极短；小叶纸质，倒卵形、长倒卵形或长圆形，较小，长 6~22 毫米，宽 3~8 毫米，先端圆形，稀微缺，基部近圆形或宽楔形，全缘；两面沿中脉及边缘有白色粗毛，但上面毛较稀少，侧脉多而密。花小，单生或 2~3 朵簇生于叶腋；花梗下端具 2 枚大小不等的苞片，萼基部具 4 枚小苞片，其中 1 枚极小，位于花梗关节处，小苞片常具 5~7 条纵脉；花萼钟状，带紫色，5 裂，裂片宽卵形，具网状脉，外面及边缘具白毛；花冠粉红色或紫色，长 5~6 毫米，较萼约长 1 倍，旗瓣椭圆形，下部渐狭成瓣柄，具耳，龙骨瓣比旗瓣稍长或近等长，翼瓣比龙骨瓣稍短。荚果圆形或倒卵形，稍侧扁，长 3.5~5 毫米，较萼稍长或长达 1 倍，先端短尖，被小柔毛。花期 7~9 月，果期 8~10 月。

【采集加工】夏、秋季采收，鲜用或晒干。

【性味功能】甘，平。清热利湿。主治痢疾，中暑发痧，疟疾，夜盲症，淋病，肝炎，小儿疳积，疝气，蚯疽（小儿阴茎包皮炎）。

【用法用量】9~30 克，水煎服；外用适量，捣烂敷患处。

47
常春油麻藤

【别　　名】鸡血藤、牛马藤、大血藤。

【来　　源】豆科植物常春油麻藤 *Mucuna sempervirens* Hemsl. 的藤茎（牛马藤）。

【原 植 物】常绿木质藤本，长可达 25 米。老茎直径超过 30 厘米，树皮有皱纹，幼茎有纵棱和皮孔。羽状复叶具 3 小叶，叶长 21~39 厘米；托叶脱落；叶柄长 7~16.5 厘米；小叶纸质或革质，顶生小叶椭圆形、长圆形或卵状椭圆形，长 8~15 厘米，宽 3.5~6 厘米，先端渐尖头可达 15 厘米，基部稍楔形，侧生小叶极偏斜，长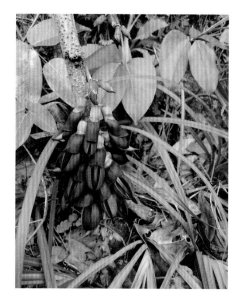
7~14 厘米，无毛；侧脉 4~5 对，
在两面明显，下面凸起；小叶
柄长 4~8 毫米，膨大。总状花
序生于老茎上，长 10~36 厘米，
每节上有 3 花，无香气或有臭
味；苞片和小苞片不久脱落，
苞片狭倒卵形，长、宽各 15 毫
米；花梗长 1~2.5 厘米，具短硬
毛；小苞片卵形或倒卵形；花
萼密被暗褐色伏贴短毛，外面

被稀疏的金黄色或红褐色脱落的长硬毛，萼筒宽杯形，长 8~12 毫米，
宽 18~25 毫米；花冠深紫色，干后黑色，长约 6.5 厘米，旗瓣长 3.2~4
厘米，圆形，先端凹达 4 毫米，基部耳长 1~2 毫米，翼瓣长 4.8~6 厘米，
宽 1.8~2 厘米，龙骨瓣长 6~7 厘米，基部瓣柄长约 7 毫米，耳长约 4 毫米；
雄蕊管长约 4 厘米，花柱下部和子房被毛。果木质，带形，长 30~60
厘米，宽 3~3.5 厘米，厚 1~1.3 厘米，种子间缢缩，近念珠状，边缘多
数加厚，凸起为一圆形脊，中央无沟槽，无翅，具伏贴红褐色短毛和
长的脱落红褐色刚毛，种子 4~12 颗，内部隔膜木质；带红色、褐色或
黑色，扁长圆形，长 2.2~3 厘米，宽 2~2.2 厘米，厚 1 厘米，种脐黑色，
包围着种子的 3/4。花期 4~5 月，果期 8~10 月。

【采集加工】全年可采，鲜用或晒干。

【性味功能】苦，温。行血活血，通经活络。主治风湿关节痛，跌打损伤，血虚，月
经不调及经闭。

【用法用量】15~30 克，水煎服；外用适量，捣烂敷或煎水洗患处。

48 野 葛

【别　　名】葛藤、葛、葛根。

【来　　源】豆科植物野葛 *Pueraria lobata* (Willd.) Ohwi 的根（葛根）。

【原 植 物】粗壮藤本，长可达 8 米，全体被黄色长硬毛，茎基部木质，有粗厚的块状根。羽状复叶具 3 小叶；托叶背着，卵状长圆形，具线条；小托叶线状披针形，与小叶柄等长或较长；小叶三裂，偶尔全缘，顶生小叶宽卵形或斜卵形，长 7~15 (~19) 厘米，宽 5~12 (~18) 厘米，先端长渐尖，侧生小叶斜卵形，稍小，上面被淡黄色、平伏的

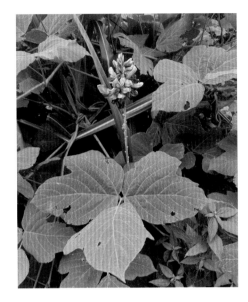

疏柔毛。下面较密；小叶柄被黄褐色绒毛。总状花序长 15~30 厘米，中部以上有颇密集的花；苞片线状披针形至线形，远比小苞片长，早落；小苞片卵形，长不及 2 毫米；花 2~3 朵聚生于花序轴的节上；花萼钟形，长 8~10 毫米，被黄褐色柔毛，裂片披针形，渐尖，比萼管略长；花冠长 10~12 毫米，紫色，旗瓣倒卵形，基部有 2 耳及一黄色硬痂状附属体，具短瓣柄，翼瓣镰状，较龙骨瓣为狭，基部有线形、向下的耳，龙骨瓣镰状长圆形，基部有极小、急尖的耳；对旗瓣的 1 枚雄蕊仅上部离生；子房线形，被毛。荚果长椭圆形，长 5~9 厘米，宽 8~11 毫米，扁平，被褐色长硬毛。花期 9~10 月，果期 11~12 月。

【采集加工】秋、冬季采挖，多趁鲜切成厚片或小块，干燥。生用或煨用。

【性味功能】辛、甘，平。解表透疹，生津止泻。治感冒，麻疹，毒菇中毒，湿疹，跌打损伤，腹泻，痢疾。

【用法用量】10~15 克，水煎服。

49 猫尾草

【别　　　名】石参、虎尾轮、狗尾射、猫尾射、狐狸尾。

【来　　　源】豆科植物猫尾草 *Uraria crinita* (L.) Desv. ex DC. 的全草（虎尾轮）。

【原 植 物】亚灌木；茎直立，高 1~1.5 米。分枝少，被灰色短毛。叶为奇数羽状复

叶, 茎下部小叶通常为3, 上部为5, 少有为7; 托叶长三角形, 长6~10毫米, 先端细长而尖, 基部宽2毫米, 边缘有灰白色缘毛; 叶柄长5.5~15厘米, 被灰白色短柔毛;

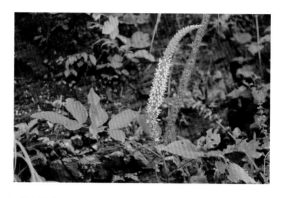

小叶近革质, 长椭圆形、卵状披针形或卵形, 顶端小叶长6~15厘米, 宽3~8厘米, 侧生小叶略小, 先端略急尖、钝或圆形, 基部圆形至微心形, 上面无毛或于中脉上略被灰色短柔毛, 下面沿脉上被短柔毛, 侧脉每边6~9条, 在两面均凸起, 下面网脉明显; 小托叶狭三角形, 长5毫米, 基部宽1.5毫米, 有稀疏缘毛; 小叶柄长1~3毫米, 密被柔毛。总状花序顶生, 长15~30厘米或更长, 粗壮, 密被灰白色长硬毛; 苞片卵形或披针形, 长达2厘米, 宽达7毫米, 具条纹, 被白色并展缘毛; 花梗长约4毫米, 花后伸长至10~15毫米, 弯曲, 被短钩状毛和白色长毛; 花萼浅杯状, 被白色长硬毛, 5裂, 上部2裂长约3毫米, 下部3裂长3.5毫米; 花冠紫色, 长6毫米。荚果略被短柔毛; 荚节2~4, 椭圆形, 具网脉。花果期4~9月。

【采集加工】秋季采收全草, 洗净, 切段, 晒干或鲜用。

【性味功能】甘、微苦, 平。清热, 解毒, 止血, 消痈。用于咳嗽, 肺痈, 吐血, 咯血, 尿血, 脱肛, 阴挺, 肿毒。

【用法用量】内服: 煎汤, 9~30克, 鲜品30~90克。

50 叶下珠

【别　　名】鸭母珠、阿妈珠、夜合草、柑子草、乳疳草、龙珠草。

【来　　源】大戟科植物叶下珠 *Phyllanthus urinaria* L. 的

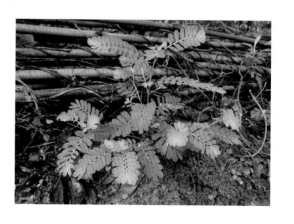

全草（叶下珠）。

【原 植 物】一年生草本，高 10~60 厘米，茎通常直立，基部多分枝，枝倾卧而后上升；枝具翅状纵棱，上部被一纵列疏短柔毛。叶片纸质，因叶柄扭转而呈羽状排列，长圆形或倒卵形，长 4~10 毫米，宽 2~5 毫米，顶端圆、钝或急尖而有小尖头，下面灰绿色，近边缘或边缘有 1~3 列短粗毛；侧脉每边 4~5 条，明显；叶柄极短；托叶卵状披针形，长约 1.5 毫米。花雌雄同株，直径约 4 毫米；雄花：2~4 朵簇生于叶腋，通常仅上面 1 朵开花，下面的很小；花梗长约 0.5 毫米，基部有苞片 1~2 枚；萼片 6，倒卵形，长约 0.6 毫米，顶端钝；雄蕊 3，花丝全部合生成柱状；花粉粒长球形，通常具 5 孔沟，少数 3、4、6 孔沟，内孔横长椭圆形；花盘腺体 6，分离，与萼片互生；雌花：单生于小枝中下部的叶腋内；花梗长约 0.5 毫米；萼片 6，近相等，卵状披针形，长约 1 毫米，边缘膜质，黄白色；花盘圆盘状，边全缘；子房卵状，有鳞片状凸起，花柱分离，顶端 2 裂，裂片弯卷。蒴果圆球状，直径 1~2 毫米，红色，表面具一小凸刺，有宿存的花柱和萼片，开裂后轴柱宿存；种子长 1.2 毫米，橙黄色。花期 4~6 月，果期 7~11 月。

【采集加工】夏、秋季采收，鲜用或晒干。

【性味功能】微苦、甘、凉。清热平肝，解毒消肿。主治急性结膜炎，夜盲症，小儿疳积，肝炎，痢疾，肠炎腹泻，竹叶青毒蛇咬伤。

【用法用量】15~30 克，水煎服；外用适量，捣烂敷患处。

51

竹叶花椒

【别　　　名】花椒、土花椒。

【来　　　源】芸香科植物竹叶花椒 *Zanthoxylum armatum* DC. 的果实（竹叶椒）。

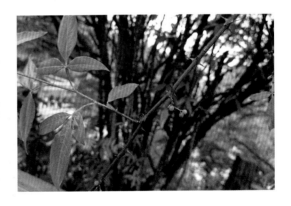

【原 植 物】高 3~5 米的落叶小乔木；茎枝多锐刺，刺基部宽而扁，红褐色，小枝上的刺劲直，水平抽出，小叶背面中脉上常有小刺，仅叶背基部中脉两侧有丛状柔毛，或嫩枝

梢及花序轴均被褐锈色短柔毛。叶有小叶 3~9，稀 11 片，翼叶明显，稀仅有痕迹；小叶对生，通常披针形，长 3~12 厘米，宽 1~3 厘米，两端尖，有时基部宽楔形，干后叶缘略向背卷，叶面稍粗皱；或为椭圆形，长 4~9 厘米，宽 2~4.5 厘米，顶端中央一片最大，基部一对最小；有时为卵形，叶缘有甚小且疏离的裂齿，或近于全缘，仅在齿缝处或沿小叶边缘有油点；小叶柄甚短或无柄。花序近腋生或同时生于侧枝之顶，长 2~5 厘米，有花约 30 朵以内；花被片 6~8 片，形状与大小几相同，长约 1.5 毫米；雄花的雄蕊 5~6 枚，药隔顶端有 1 干后变褐黑色油点；不育雌蕊垫状凸起，顶端 2~3 浅裂；雌花有心皮 2~3 个，背部近顶侧各有 1 油点，花柱斜向背弯，不育雄蕊短线状。果紫红色，有微凸起少数油点，单个分果瓣径 4~5 毫米；种子径 3~4 毫米，褐黑色。花期 4~5 月，果期 8~10 月。

【采集加工】6~8 月果实成熟时采收，将果皮晒干，除去种子备用。

【性味功能】辛、微苦，温；有小毒。温中燥湿，散寒止痛，驱虫止痒。主治脘腹冷痛，寒湿吐泻，蛔厥腹痛，龋齿牙痛，湿疹，疥癣痒疮。

【用法用量】内服：煎汤，6~9 克；研末，1~3 克。外用：适量，煎水洗或含漱；或酒精浸泡外搽；或研末塞入龋齿洞中，或鲜品捣敷。

52

山鸡椒

【别　　名】尖仔茵、山苍子、臭枳柴、山樟、臭樟子、理气柴。

【来　　源】樟科植物山鸡椒 *Litsea cubeba* (Lour.) Pers. 的根（山苍子）、果实（荜澄茄）。

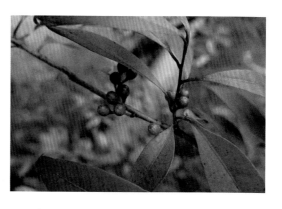

【原 植 物】落叶灌木或小乔木，高达 8~10 米；幼树树皮黄绿色，光滑，老树树皮灰褐色。小枝细长，绿色，无毛，枝、叶具芳香味。顶芽圆锥形，外面具柔毛。叶互生，披针形或长圆形，长 4~11 厘米，宽 1.1~2.4 厘米，先端渐尖，基部楔形，纸质，上面深绿色，下面粉绿色，两面均无毛，羽状脉，侧脉每边 6~10 条，纤细，中脉、侧脉在两面均突起；叶柄长

6~20毫米，纤细，无毛。伞形花序单生或簇生，总梗细长，长6~10毫米；苞片边缘有睫毛；每一花序有花4~6朵，先叶开放或与叶同时开放，花被裂片6，宽卵形；能育雄蕊9，花丝中下部有毛，第3轮基部的腺体具短柄；退化雌蕊无毛；雌花中退化雄蕊中下部具柔毛；子房卵形，花柱短，柱头头状。果近球形，直径约5毫米，无毛，幼时绿色，成熟时黑色，果梗长2~4毫米，先端稍增粗。花期2~3月，果期7~8月。

【采集加工】秋季果实成熟时采收，根全年可采，除去杂质，晒干。

【性味功能】辛、苦，温。祛风散寒，温中理气，杀虫解毒。根，果：治胃及十二指肠溃疡，胃肠炎，中暑腹痛，感冒；根并治风湿关节痛，劳倦乏力，疟疾，产后瘀血痛。叶：治急性乳腺炎，毒蛇咬伤，毒虫螫伤。

【用法用量】内服：煎汤，0.5~1克；或入丸、散。外用：研末擦牙或搐鼻。

53 香 椿

【别　　名】桂、椿、椿根、白椿根。

【来　　源】楝科植物香椿 *Toona sinensis* (A. Juss.) Roem. 的叶（椿叶）、果实（香椿子）、根皮树皮（椿白皮）。

【原 植 物】乔木；树皮粗糙，深褐色，片状脱落。叶具长柄，偶数羽状复叶，长30~50厘米或更长；小叶16~20，对生或互生，纸质，卵状披针形或卵状长椭圆

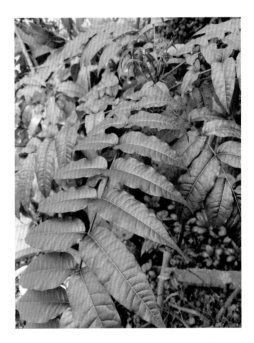

形，长9~15厘米，宽2.5~4厘米，先端尾尖，基部一侧圆形，另一侧楔形，不对称，边全缘或有疏离的小锯齿，两面均无毛，无斑点，背面常呈粉绿色，侧脉每边18~24条，平展，与中脉几成直角开出，背面略凸起；小叶柄长5~10毫米。圆锥花序与叶等长或更长，被稀疏的锈色短柔毛或有时近无毛，小聚伞花序生于短的小枝上，多花；花长4~5毫米，具短花梗；花萼5齿裂或浅波状，外面被柔毛，且有睫毛；花瓣5，白

色，长圆形，先端钝，长 4~5 毫米，宽 2~3 毫米，无毛；雄蕊 10，其中 5 枚能育，5 枚退化；花盘无毛，近念珠状；子房圆锥形，有 5 条细沟纹，无毛，每室有胚珠 8 颗，花柱比子房长，柱头盘状。蒴果狭椭圆形，长 2~3.5 厘米，深褐色，有小而苍白色的皮孔，果瓣薄；种子基部通常钝，上端有膜质的长翅，下端无翅。花期 6~8 月，果期 10~12 月。

【采集加工】叶：春季采收，多鲜用。果实：秋季采收，晒干。根皮树皮：全年均可采收，但以春季水分充足时最易剥离。干皮可径从树上剥下；根皮须先将树根挖出，刮去外面黑皮，以木棍轻捶之，使皮部与木质部松离，再行剥取；并宜仰面晒干，否则易发霉变黑。

【性味功能】叶（椿叶）：苦，平；消炎，解毒，杀虫；用于痔疮，痢疾。果实（香椿子）：辛，苦，温；祛风，散寒，止痛；用于泄泻，痢疾，齿痛等。树皮及根皮的内层皮（椿白皮）：苦，涩，凉；除热，燥湿，涩肠，止血，杀虫；用于痢疾，泄泻，小便淋痛，便血，血崩，带下病，风湿腰腿痛。

【用法用量】叶：煎汤，鲜叶 30~60 克。外用：适量，煎水洗；或捣敷。果实：煎汤，6~15 克；或研末。根皮树皮：煎汤，6~15g；或入丸、散。外用：适量，煎水洗；或熬膏涂；或研末调敷。

54

黄花倒水莲

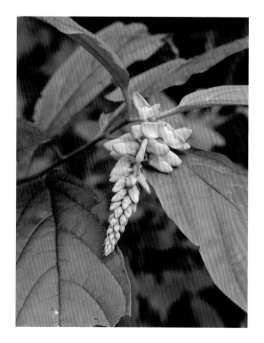

【别　　名】黄花金龟、黄花远志、倒吊黄、观音坠、观音串。

【来　　源】远志科植物黄花倒水莲 *Polygala fallax* Hemsl. 的根（黄花倒水莲）。

【原 植 物】灌木或小乔木，高 1~3 米；根粗壮，多分枝，表皮淡黄色。枝灰绿色，密被长而平展的短柔毛。单叶互生，叶片膜质，披针形至椭圆状披针形，长 8~17（~20）厘米，宽 4~6.5 厘米，先端渐尖，基部楔形至钝圆，全缘，叶面深绿色，背面淡绿色，两面均被短柔毛，主脉上面凹陷，背面隆起，侧脉 8~9 对，背面突起，于边缘网结，细脉网状，明显；叶柄长 9~14 毫米，上面具槽，被短柔毛。总状花序顶生或腋生，长 10~15 厘米，直立，花后延长达 30 厘米，下垂，被短柔毛；花梗基部具线状长圆形小苞片，早落；萼片 5，早落，具缘毛，外面 3 枚小，不等大，上面 1 枚盔状，长 6~7 毫米，其余 2 枚卵形至椭圆形，长 3 毫米，里面 2 枚大，花瓣状，斜倒卵形，长 1.5 厘米，宽 7~8 毫米，先端圆形，基部渐狭；花瓣正黄色，3 枚，侧生花瓣长圆形，长约 10 毫米，2/3 以上与龙骨瓣合生，先端几截形，基部向上盔状延长，内侧无毛，龙骨瓣盔状，长约 12 毫米，鸡冠状附属物具柄，流苏状，长约 3 毫米；雄蕊 8，长 10~11 毫米，花丝 2/3 以下连合成鞘，花药卵形；子房圆形，压扁，径 3~4 毫米，具缘毛，基部具环状花盘，花柱细，长 8~9 毫米，先端略呈 2 浅裂的喇叭形，柱头具短柄。蒴果阔倒心形至圆形，绿黄色，径 10~14 毫米，具半同心圆状凸起的棱，无翅及缘毛，顶端具喙状短尖头，具短柄。种子圆形，径约 4 毫米，棕黑色至黑色，密被白色短柔毛，种阜盔状，顶端突起。花期 5~8 月，果期 8~10 月。

【采集加工】夏、秋季采挖，鲜用或晒干。

【性味功能】甘、微苦，平。补脾益肾，滋阴降火。用于劳倦乏力，风湿关节痛，肾亏多尿，阳痿，急性黄疸型传染性肝炎，慢性肾炎，肺结核潮热，子宫脱垂，月经不调，产后腰痛，带下，小儿疳积，遗尿等。

【用法用量】15~30 克，水煎服；外用适量，捣烂敷患处。

55

狭叶香港远志

【别　　名】金锁匙、地丁草、瓜子草、狭叶远志、香港远志。

【来　　源】远志科植物狭叶香港远志 *Polygala hongkongensis* var. *stenophylla* Migo 的全草（狭叶香港远志）。

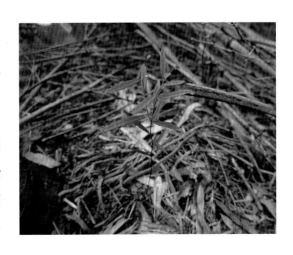

【原 植 物】叶狭披针形，小，长1.5~3厘米，宽3~4毫米，内萼片椭圆形，长约7毫米，宽约4毫米，花丝4/5以下合生成鞘。

【采集加工】全年均可采收，晒干或生用。

【性味功能】苦、辛，温。益智安神，散瘀，化痰，退肿。用于失眠，跌打损伤，咳喘，附骨疽，痈肿，毒蛇咬伤。

【用法用量】3~9克，水煎服；外用适量。

56
盐肤木

【别　　　名】蒲连盐、风轮盐、蜂轮盐、猴盐柴、老公担盐、五倍子树、老鼠盐、土地公盐。

【来　　　源】漆树科植物盐肤木 *Rhus chinensis* Mill. 的根（盐肤木根）。

【原 植 物】落叶小乔木或灌木，高2~10米；小枝棕褐色，被锈色柔毛，具圆形小皮孔。奇数羽状复叶有小叶（2~）3~6对，叶轴具宽的叶状翅，小叶自下而上逐渐

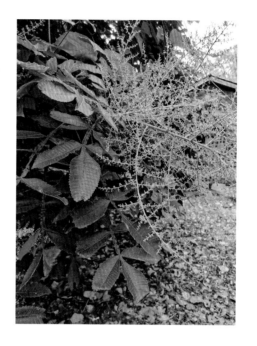

增大，叶轴和叶柄密被锈色柔毛；小叶多形，卵形或椭圆状卵形或长圆形，长6~12厘米，宽3~7厘米，先端急尖，基部圆形，顶生小叶基部楔形，边缘具粗锯齿或圆齿，叶面暗绿色，叶背粉绿色，被白粉，叶面沿中脉疏被柔毛或近无毛，叶背被锈色柔毛，脉上较密，侧脉和细脉在叶面凹陷，在叶背突起；小叶无柄。圆锥花序宽大，多分枝，雄花序长30~40厘米，雌花序较短，密被锈色柔毛；苞片披针形，长约1毫米，被微柔毛，小苞片极小，花白色，花梗长约1毫米，被微柔毛；雄花：花萼外面被微柔毛，裂片长卵形，长约1毫米，边缘具细睫毛；花瓣倒卵状长圆形，长约2毫米，开花时外卷；雄蕊伸出，花丝线形，长2毫米，无毛，花药卵形，长0.7毫米；子房不育；雌花：花萼裂片较短，长约0.6毫米，外面被微柔毛，边缘具细睫毛；花瓣椭圆状卵形，长约1.6

毫米，边缘具细睫毛，里面下部被柔毛；雄蕊极短；花盘无毛；子房卵形，长约1毫米，密被白色微柔毛，花柱3,柱头头状。核果球形，略压扁，径4~5毫米，被具节柔毛和腺毛，成熟时红色，果核径3~4毫米。花期8~9月，果期10月。

【采集加工】全年可挖，鲜用或晒干。

【性味功能】根、茎：微苦、酸，微温；化痰定喘，调中益气。叶：微苦，微温；消肿解毒。花、果：咸，微酸，平；敛肺固肠，滋肾涩精，止血，止汗。根治慢性支气管炎，冠心病，劳倦乏力，风湿关节痛，坐骨神经痛，腰肌劳损，扭伤，跌打损伤；根皮治食欲不振，小儿疳积，产后子宫收缩不良；叶治皮肤过敏，湿疹，皮炎，漆伤，对口疮；花、果、五倍子治肺虚咳嗽，盗汗，遗精，小腿溃疡，久泻脱肛，外伤出血。

【用法用量】9~15克，水煎服；外用适量，捣烂敷或煎水洗患处。

57 百齿卫矛

【别　　名】扶芳木、竹叶青、山杜仲。

【来　　源】卫矛科植物百齿卫矛 *Euonymus centidens* Lévl. 的根（百齿卫矛）。

【原 植 物】灌木，高达6米；小枝方棱状，常有窄翅棱。叶纸质或近革质，窄长椭圆形或近长倒卵形，长3~10厘米，宽1.5~4厘米，先端长渐尖，叶缘具密而深的尖锯齿，齿端常具黑色腺点，有时齿较浅而钝；近无柄或有短柄。聚伞花序1~3花，稀较多；花序梗四棱状，长达1厘米；小花梗常稍短；花4数，直径约6毫米，淡黄色；萼片齿端常具黑色腺点；花瓣长圆形，长约3毫米，宽约2毫米；花盘

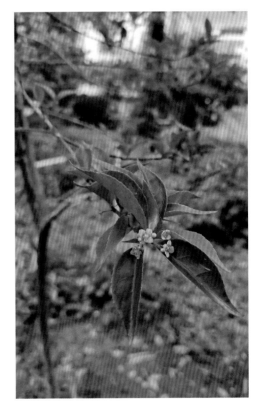

近方形；雄蕊无花丝，花药顶裂；子房四棱方锥状，无花柱，柱头细小头状。蒴果4深裂，成熟裂瓣1~4，每裂内常只有1种子；种子长圆状，长约5毫米，直径约4毫米，假种皮黄红色，覆盖于种子向轴面的一半，末端窄缩成脊状。花期6月，果期9~10月。

【采集加工】全年均可采，洗净鲜用或切段晒干。

【性味功能】甘、平。补肾纳气，益肾止遗。治肾虚作喘，肾气虚，遗精。

【用法用量】内服：煎汤，6~15克；或浸酒。外用：适量，研末调敷；或鲜品捣敷。

58
常春卫矛

【别　　名】白杜仲、杜仲、扶芳藤。

【来　　源】卫矛科植物常春卫矛
Euonymus fortunei (Turcz.)
Hand. -Mazz. 的根（常春
卫矛）。

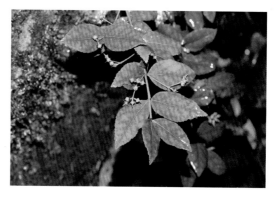

【原 植 物】常绿藤本灌木，高1至数米；小枝方棱不明显。叶薄革质，椭圆形、长方椭圆形或长倒卵形，宽窄变异较大，可窄至近披针形，长3.5~8厘米，宽1.5~4厘米，先端钝或急尖，基部楔形，边缘齿浅不明显，侧脉细微和小脉全不明显；叶柄长3~6毫米。聚伞花序3~4次分枝；花序梗长1.5~3厘米，第一次分枝长5~10毫米，第二次分枝5毫米以下，最终小聚伞花密集，有花4~7朵，分枝中央有单花，小花梗长约5毫米；花白绿色，4数，直径约6毫米；花盘方形，直径约2.5毫米；花丝细长，长2~3毫米，花药圆心形；子房三角锥状，四棱，粗壮明显，花柱长约1毫米。蒴果粉红色，果皮光滑，近球状，直径6~12毫米；果序梗长2~3.5厘米；小果梗长5~8毫米；种子长方椭圆状，棕褐色，假种皮鲜红色，全包种子。花期6月，果期10月。

【采集加工】全年均可采，切片，或剥皮晒干。

【性味功能】苦、甘，温。散瘀止血，舒筋活络。用于鼻衄，脱疽，风湿痛，跌打损伤，漆疮等。

【用法用量】内服：煎汤，15~30克；或浸酒。

59
疏花卫矛

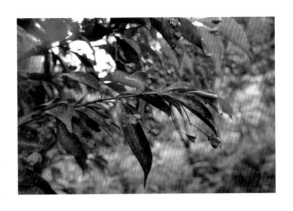

【别　　名】黄杜仲、杜仲、丝棉木、土杜仲、山杜仲、木杜仲、木牛七、四季青。

【来　　源】卫矛科植物疏花卫矛 *Euonymus laxiflorus* Champ. ex Benth. 的根（山杜仲）。

【原 植 物】灌木，高达4米。叶纸质或近革质，卵状椭圆形、长方椭圆形或窄椭圆形，长5~12厘米，宽2~6厘米，先端钝渐尖，基部阔楔形或稍圆，全缘或具不明显的锯齿，侧脉多不明显；叶柄长3~5毫米。聚伞花序分枝疏松，5~9花；花序梗长约1厘米；花紫色，5数，直径约8毫米；萼片边缘常具紫色短睫毛；花瓣长圆形，基部窄；花盘5浅裂，裂片钝；雄蕊无花丝，花药顶裂；子房无花柱，柱头圆。蒴果紫红色，倒圆锥状，长7~9毫米，直径约9毫米，先端稍平截；种子长圆状，长5~9毫米，直径3~5毫米，种皮枣红色，假种皮橙红色，高仅3毫米左右，成浅杯状包围种子基部。花期3~6月，果期7~11月。

【采集加工】全年可采，鲜用或晒干。

【性味功能】甘、辛，微温。祛风湿，益肾气，健腰膝，活血解毒，利水。主治风湿痹痛，腰膝酸软，跌打骨折，疮疡肿毒，慢性肝炎，慢性肾炎，水肿。

【用法用量】15~30克，水煎服。

60
多花勾儿茶

【别　　名】黄鳝藤、乌根、铳子藤、老鼠屎藤、山黄芪、大号铁包金。

【来　　源】鼠李科植物多花勾儿茶 *Berchemia floribunda* (Wall.) Brongn. 的根（黄鳝藤）。

【原 植 物】藤状或直立灌木；幼枝黄绿色，光滑无毛。叶纸质，上部叶较小，卵形或卵状椭圆形至卵状披针形，长4~9厘米，宽2~5厘米，顶端锐尖，下部叶较大，椭圆形至矩圆形，长达 11 厘米，宽达 6.5 厘米，顶端钝或圆形，稀短渐尖，基部圆形，稀心形，上面绿色，无毛，下面干时栗色，无毛，或仅沿脉基部被疏短柔毛，侧脉每边 9~12 条，两面稍凸起；叶柄长 1~2 厘米，稀 5.2 厘米，无毛；托叶狭披针形，宿存。花多数，通常数个簇生排成顶生宽聚伞圆锥花序，或下部兼腋生聚伞总状花序，花序长可达 15 厘米，侧枝长在 5 厘米以

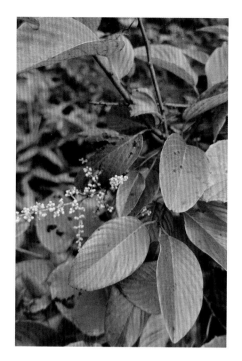

下，花序轴无毛或被疏微毛；花芽卵球形，顶端急狭成锐尖或渐尖；花梗长 1~2 毫米；萼三角形，顶端尖；花瓣倒卵形，雄蕊与花瓣等长。核果圆柱状椭圆形，长 7~10 毫米，直径 4~5 毫米，有时顶端稍宽，基部有盘状的宿存花盘；果梗长 2~3 毫米，无毛。花期 7~10 月，果期翌年 4~7 月。

【采集加工】全年可采，鲜用或晒干。

【性味功能】甘，微温。补脾益气，活络疏筋，排脓生肌。主治骨结核，慢性骨髓炎，劳倦乏力，风湿关节痛，肝硬化，血小板减少症，胃痛，小儿疳积，带下，月经不调，产后腹痛，跌打损伤，天蛇疔溃烂。

【用法用量】15~30 克，水煎服；外用鲜品适量，捣烂敷患处。

61 枳椇

【别　　名】鸡爪梨、拐枣、狗爪梨、鸡爪牙树、金果梨枸、南枳椇。

【来　　源】鼠李科植物枳椇 *Hovenia acerba* Lindl. 的种子（枳椇子）。

【原 植 物】高大乔木，高 10~25 米；小枝褐色或黑紫色，被棕褐色短柔毛或无毛，有明显白色的皮孔。叶互生，厚纸质至纸质，宽卵形、椭圆状卵形或心形，

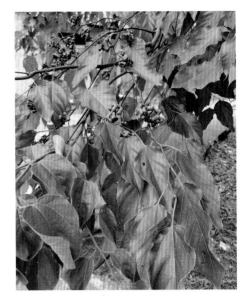

长 8~17 厘米，宽 6~12 厘米，顶端长渐尖或短渐尖，基部截形或心形，稀近圆形或宽楔形，边缘常具整齐浅而钝的细锯齿，上部或近顶端的叶有不明显的齿，稀近全缘，上面无毛，下面沿脉或脉腋常被短柔毛或无毛；叶柄长 2~5 厘米，无毛。二歧式聚伞圆锥花序，顶生和腋生，被棕色短柔毛；花两性，直径 5~6.5 毫米；萼片具网状脉或纵条纹，无毛，长 1.9~2.2 毫米，宽 1.3~2 毫米；花瓣椭圆状匙形，长 2~2.2 毫米，宽 1.6~2 毫米，具短爪；花盘被柔毛；花柱半裂，稀浅裂或深裂，长 1.7~2.1 毫米，无毛。浆果状核果近球形，直径 5~6.5 毫米，无毛，成熟时黄褐色或棕褐色；果序轴明显膨大；种子暗褐色或黑紫色，直径 3.2~4.5 毫米。花期 5~7 月，果期 8~10 月。

【采集加工】种子于果熟时采集晒干，碾碎果壳收种子。

【性味功能】甘，平。除烦止渴，解酒毒，利二便。用于醉酒，烦热，口渴，呕吐，二便不利等。

【用法用量】10~15 克，水煎服。

62. 枣

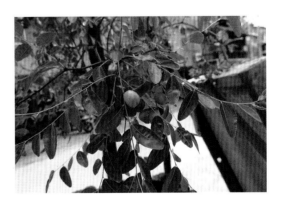

【别　　名】大枣、红枣、白枣、枣树、枣子、刺枣。

【来　　源】鼠李科植物枣 *Ziziphus jujuba* Mill. 的果实（大枣）。

【原 植 物】落叶小乔木，稀灌木，高达 10 余米；树皮褐色或灰褐色；有长枝，短枝和无芽小枝（即新枝）比长枝光滑，紫红色或灰褐色，呈"之"字形曲折，具 2 个托叶刺，长刺可达 3 厘米，粗直，短刺下弯，长 4~6 毫米；短枝短粗，矩状，自老枝发出；当年生小枝绿色，下垂，单生或 2~7 个簇生于短枝上。叶纸质，卵形、卵状椭圆形或卵状矩圆形；长 3~7 厘米，宽 1.5~4 厘米，顶端钝或圆形，稀锐尖，具小尖头，基部稍不对称，近圆形，边缘具圆齿状锯齿，上面深绿色，无毛，下面浅绿色，无毛或仅沿脉多少被疏微毛，基生三出脉；叶柄长 1~6 毫米，或在长枝上的可达 1 厘米，无毛或有疏微毛；托叶刺纤细，后期常脱落。花黄绿色，两性，5 基数，无毛，具短总花梗，单生或 2~8 个密集成腋生聚伞花序；花梗长 2~3 毫米；萼片卵状三角形；花瓣倒卵圆形，基部有爪，与雄蕊等长；花盘厚，肉质，圆形，5 裂；子房下部藏于花盘内，与花盘合生，2 室，每室有 1 胚珠，花柱 2 半裂。核果矩圆形或长卵圆形，长 2~3.5 厘米，直径 1.5~2 厘米，成熟时红色，后变红紫色，中果皮肉质，厚，味甜，核顶端锐尖，基部锐尖或钝，2 室，具 1 或 2 种子，果梗长 2~5 毫米；种子扁椭圆形，长约 1 厘米，宽 8 毫米。花期 5~7 月，果期 8~9 月。

【采集加工】秋季果实成熟时采收，晒干。用时破开或去核。

【性味功能】甘，微温。补中健脾。治脾胃虚弱，紫斑，夜尿，走马牙疳，久疮溃疡。

【用法用量】6~15 克，水煎服。

63 显齿蛇葡萄

【别　　名】藤茶、霉茶叶、白茶、大齿牛果藤、大齿蛇葡萄。

【来　　源】葡萄科植物显齿蛇葡萄 *Ampelopsis grossedentata* (Hand.-Mazz.) W. T. Wang 的全草（甜茶藤）。

【原 植 物】木质藤本。小枝圆柱形，有显著纵棱纹，无毛。卷须 2 叉分枝，相隔 2 节间断与叶对生。叶为 1~2 回羽状复叶，2 回羽状复叶者基部一对为 3 小叶，

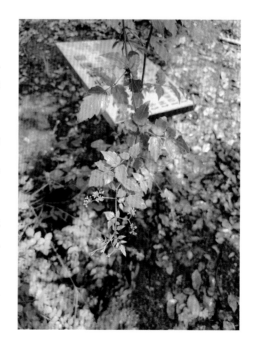

小叶卵圆形、卵椭圆形或长椭圆形，长 2~5 厘米，宽 1~2.5 厘米，顶端急尖或渐尖，基部阔楔形或近圆形，边缘每侧有 2~5 个锯齿，上面绿色，下面浅绿色，两面均无毛；侧脉 3~5 对，网脉微突出，最后一级网脉不明显；叶柄长 1~2 厘米，无毛；托叶早落。花序为伞房状多歧聚伞花序，与叶对生；花序梗长 1.5~3.5 厘米，无毛；花梗长 1.5~2 毫米，无毛；花蕾卵圆形，高 1.5~2 毫米，顶端圆形，无毛；萼碟形，边缘波状浅裂，无毛；花瓣 5，卵椭圆形，高 1.2~1.7 毫米，无毛，雄蕊 5，花药卵圆形，长略甚于宽，花盘发达，波状浅裂；子房下部与花盘合生，花柱钻形，柱头不明显扩大。果近球形，直径 0.6~1 厘米，有种子 2~4 颗；种子倒卵圆形，顶端圆形，基部有短喙，种脐在种子背面中部呈椭圆形，上部棱脊突出，表面有钝肋纹突起，腹部中棱脊突出，两侧洼穴呈倒卵形，从基部向上达种子近中部。花期 5~8 月，果期 8~12 月。

【采集加工】夏、秋季采收，洗净，鲜用或切片，晒干。

【性味功能】甘、淡，凉。清热解毒。用于黄丹，风热感冒，咽喉肿痛，痈疖等。

【用法用量】内服：煎汤，15~30 克，鲜品加倍。外用：适量，煎水洗。

64

木 槿

【别　　名】饭汤花、饭汁花、朝开暮落花、白布篱、肉花、白饭花、白木锦花。

【来　　源】锦葵科植物木槿 *Hibiscus syriacus* L. 的花（木槿花）。

【原 植 物】落叶灌木，高 3~4 米，小枝密被黄色星状绒毛。叶菱形至三角状卵形，长 3~10 厘米，宽 2~4 厘米，具深浅不同的 3 裂或不裂，先端钝，基部楔形，

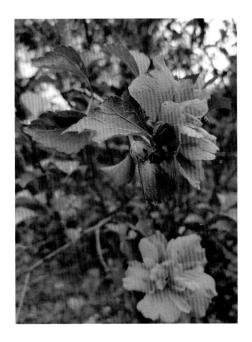

边缘具不整齐齿缺，下面沿叶脉微被毛或近无毛；叶柄长 5~25 毫米，上面被星状柔毛；托叶线形，长约 6 毫米，疏被柔毛。花单生于枝端叶

腋间，花梗长 4~14 毫米，被星状短绒毛；小苞片 6~8，线形，长 6~15 毫米，宽 1~2 毫米，密被星状疏绒毛；花萼钟形，长 14~20 毫米，密被星状短绒毛，裂片 5，三角形；花钟形，淡紫色，直径 5~6 厘米，花瓣倒卵形，长 3.5~4.5 厘米，外面疏被纤毛和星状长柔毛；雄蕊柱长约 3 厘米；花柱枝无毛。蒴果卵圆形，直径约 12 毫米，密被黄色星状绒毛；种子肾形，背部被黄白色长柔毛。花期 7~10 月。

【采集加工】夏季晴日采摘盛开花朵，晒干。

【性味功能】甘，微寒。清热利湿，凉血止血。主治咯血，咳嗽，痢疾，黄疸，急淋，肾炎，带下，顽癣，疔疮，带状疱疹。

【用法用量】内服：煎汤，3~9 克，鲜品 30~60 克。外用：适量，研末或鲜品捣烂调敷。

65 冬 葵

【别　　名】薪菜、棋菜、野葵、棋盘菜、棋盘叶、冬苋菜。

【来　　源】锦葵科植物冬葵 *Malva verticillata* var. *crispa* Linnaeus 的根（冬葵根）、叶（冬葵叶）、果实（冬葵果）。

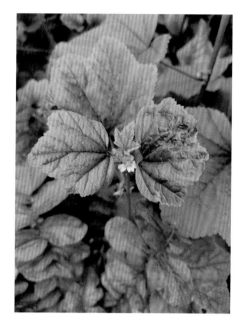

【原 植 物】一年生草本，高 1 米；不分枝，茎被柔毛。叶圆形，常 5~7 裂或角裂，径 5~8 厘米，基部心形，裂片三角状圆形，边缘具细锯齿，并极皱缩扭曲，两面无毛至疏被糙伏毛或星状毛，在脉上尤为明显；叶柄瘦弱，长 4~7 厘米，疏被柔毛。花小，白色，直径约 6 毫米，单生或几个簇生于叶腋，近无花梗至具极短梗；小苞片 3，披针形，长 4~5 毫米，宽 1 毫米，疏被糙伏毛；萼浅杯状，5 裂，长 8~10 毫米，裂片三角形，疏被星状柔毛；花瓣 5，较萼片略长。果扁球形，径约 8 毫米，分果爿 11，网状，具细柔毛；种子肾形，径约 1 毫米，暗黑色。花期 6~9 月。

【采集加工】根：夏、秋季采挖，洗净，鲜用或晒干。叶：夏、秋季采收，鲜用。果实：春季种子成熟时采收。

【性味功能】根：甘、辛，寒；清热解毒，利窍，通淋；用于消渴，淋证，二便不利，乳汁少，带下病，虫螫伤。嫩苗或叶：甘，寒；清热，行水，滑肠；用于肺热咳嗽，热毒下痢，黄疸，二便不通，丹毒，金疮。果实：甘、涩，凉；清热利尿，消肿；用于小便淋痛，尿闭，水肿，口渴。种子：甘，寒；利水，滑肠，下乳；用于二便不通，淋证，水肿，乳汁不行，乳房肿痛。

【用法用量】根：煎汤，15~30克；或捣汁。外用：适量，研末调敷。叶：煎汤，10~30克，鲜品可用至60克，或捣汁。外用：适量，捣敷；研末调敷，或煎水含漱。果实：煎汤，6~15克；或入散剂。

66 绞股蓝

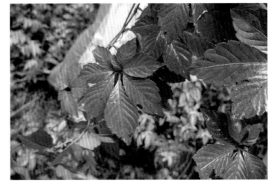

【别　　名】七叶参、白味莲、遍地生根、甘茶蔓、绞股兰、七叶胆、五爪龙、小苦药。

【来　　源】葫芦科植物绞股蓝 *Gynostemma pentaphyllum* (Thunb.) Makino 的地上部分（绞股蓝）。

【原植物】草质攀缘植物；茎细弱，具分枝，具纵棱及槽，无毛或疏被短柔毛。叶膜质或纸质，鸟足状，具3~9小叶，通常5~7小叶，叶柄长3~7厘米，被短柔毛或无毛；小叶片卵状长圆形或披针形，中央小叶长3~12厘米，宽1.5~4厘米，侧生叶较小，先端急尖或短渐尖，基部渐狭，边缘具波状齿或圆齿状牙齿，上面深绿色，背面淡绿色，两面均疏被短硬毛，侧脉6~8对，上面平坦，背面凸起，细脉网状；小叶柄略叉开，长1~5毫米。卷须纤细，2歧，稀单一，无毛或基部被短柔毛。花雌雄异株。雄花圆锥花序，花序轴纤细，多分枝，长10~15（~30）厘米，分枝广展，长3~4（~15）厘米，有时基部具小叶，被短柔毛；花梗丝状，长1~4毫米，基部具钻状小苞片；花萼筒极短，5裂，裂片三角形，长约0.7

毫米，先端急尖；花冠淡绿色或白色，5深裂，裂片卵状披针形，长2.5~3毫米，宽约1毫米，先端长渐尖，具1脉，边缘具缘毛状小齿；雄蕊5，花丝短，联合成柱，花药着生于柱之顶端。雌花圆锥花序远较雄花之短小，花萼及花冠似雄花；子房球形，2~3室，花柱3枚，短而叉开，柱头2裂；具短小的退化雄蕊5枚。果实肉质不裂，球形，径5~6毫米，成熟后黑色，光滑无毛，内含倒垂种子2粒。种子卵状心形，径约4毫米，灰褐色或深褐色，顶端钝，基部心形，压扁，两面具乳突状凸起。花期3~11月，果期4~12月。

【采集加工】秋季采割，除去杂质，晒干。切段，生用。

【性味功能】苦，寒。清热解毒，止咳祛痰。用于咳嗽，传染性肝炎，小便淋痛，吐泻，癌肿。

【用法用量】10~20克，水煎服；亦可泡服。

67 鸭脚茶

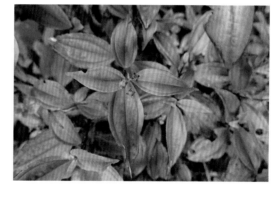

【别　　名】中华野海棠。

【来　　源】野牡丹科植物鸭脚茶 *Bredia sinensis* (Diels) H. L. Li 的根（鸭脚茶）。

【原 植 物】灌木，高60~100厘米；茎圆柱形，分枝多，小枝略四棱形，幼时被星状毛，以后无毛或被疏微柔毛。叶片坚纸质，披针形至卵形或椭圆形，顶端渐尖，钝，基部楔形或极钝，长5~11厘米，宽2~5厘米，稀长13厘米，宽6厘米，近全缘或具疏浅锯齿，5基出脉，幼时两面被星状毛，以后几无毛，叶面基出脉微凹，侧脉不明显，背面基出脉隆起，侧脉、细脉均不明显；叶柄长5~16（~20）毫米，几无毛。聚伞花序，顶生，有花（5~）20朵，长和宽4~6厘米，几无毛或节上被星状毛；苞片早落，花梗长5~8毫米，多少被微柔毛；花萼钟状漏斗形，长约6毫米，具四棱，有时多少被星状毛，裂片极浅，圆齿状，顶端点尖；花瓣粉红色至紫色，长圆形，顶端急尖，1侧偏斜，长约1厘米，宽6毫米；雄蕊4长4短，长者长约 16 毫米；花药披针形，长约 1 厘米，药隔下延呈短柄，短者长约 1 厘米，花药长约 7 毫米，基部具小瘤，药隔下延呈短距；子房半下位，卵状球形，顶端被微柔毛。蒴果近球形，为宿存萼所包；宿存萼钟状漏斗形，具四棱，顶端平截，冠以宿存萼片，萼片有时被星状毛，长和直径约 7 毫米。花期 6~7 月，果期 8~10 月。

【采集加工】夏、秋季采收，鲜用或晒干。

【性味功能】辛、微苦，平。祛风止痛，止泻。用于头痛，腰痛，疟疾，小儿腹泻等。

【用法用量】内服：煎汤，6~15 克。外用：适量，煎汤洗身。

68

地 菍

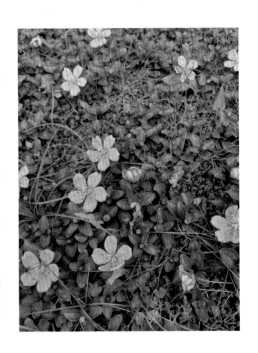

【别　　名】早稔仔、枣稔仔、小号地茄、
杜茄、土地榆、紫茄子、山辣茄、
地枇杷。

【来　　源】野牡丹科植物地菍 *Melastoma dodecandrum* Lour. 的根（地菍）。

【原 植 物】小灌木，长 10~30 厘米；茎匍
匐上升，逐节生根，分枝多，
披散，幼时被糙伏毛，以后无
毛。叶片坚纸质，卵形或椭圆
形，顶端急尖，基部广楔形，
长 1~4 厘米，宽 0.8~2（~3）厘米，全缘或具密浅细锯齿，3~5 基出脉，叶面通常仅边缘被糙伏毛，有时基出脉行间被 1~2 行疏糙伏毛，背面仅沿基部脉上被极疏糙伏毛，侧脉互相平行；叶柄长 2~6 毫米，有时长达 15 毫米，被糙伏毛。聚伞花序，顶生，有花（1~）3 朵，基部有叶状总苞 2，通常较叶小；花梗长 2~10 毫米，被糙伏毛，上部具苞片 2；苞片卵形，长 2~3 毫米，宽约 1.5 毫米，具缘毛，背面被糙伏毛；花萼管长约 5 毫米，被糙伏毛，毛基部膨大呈圆锥状，有时 2~3 簇生，裂片披针形，长 2~3 毫米，被疏糙伏毛，边缘具刺毛状缘毛，裂片间具 1 小裂片，较裂片小且短；花瓣淡紫红色至紫红色，菱状倒卵形，上部

略偏斜，长 1.2~2 厘米，宽 1~1.5 厘米，顶端有 1 束刺毛，被疏缘毛；雄蕊长者药隔基部延伸，弯曲，末端具 2 小瘤，花丝较伸延的药隔略短，短者药隔不伸延，药隔基部具 2 小瘤；子房下位，顶端具刺毛。果坛状球状，平截，近顶端略缢缩，肉质，不开裂，长 7~9 毫米，直径约 7 毫米；宿存萼被疏糙伏毛。花期 5~7 月，果期 7~9 月。

【采集加工】全年可采，鲜用或晒干。

【性味功能】微甘，平。清热凉血，消肿解毒。主治风湿痛，疝气，肾炎，肾盂肾炎，菌痢，慢性扁桃体炎，喉炎，小儿脱肛，疳积，胎动不安，带下，血崩，外伤出血，便血，内外痔，预防流行性脑脊髓膜炎；叶治牙疳，肺脓肿，痈疽疔疮。

【用法用量】15~30 克，水煎服；外用适量，捣烂敷患处。

69 楮头红

【别　　名】蜂斗草、风鼓草、肉穗草、风柜斗草。

【来　　源】野牡丹科植物楮头红 *Sarcopyramis napalensis* Wall. 的全草（楮头红）。

【原 植 物】肉穗草属植物，直立草本，高 10~30 厘米；茎四棱形，肉质，无毛，上部分枝。叶膜质，广卵形或卵形，稀近披针形，顶端渐尖，基部楔形或近圆形，微下延，叶面被疏糙伏毛，基出脉微凹，侧脉微隆起，背面被微柔毛或几无毛，基出脉、侧脉隆起；蒴果杯形，具四棱，膜质冠伸出萼 1 倍；宿存萼及裂片与花时同。花期 8~10 月，果期 9~12 月。

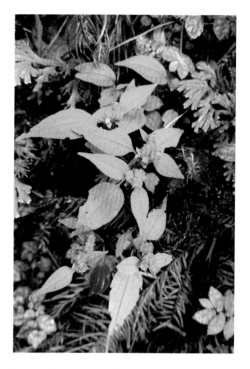

【采集加工】秋季采，鲜用或晒干。

【性味功能】凉，酸。清热平肝，利湿解毒。主治肺热咳嗽，头目眩晕，耳鸣，耳聋，目赤羞明，肝炎，风湿痹痛，跌打伤肿，蛇头疔，无名肿毒。

【用法用量】内服：煎汤，6~15克。外用：适量，捣敷。

70 楤 木

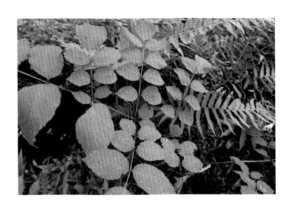

【别　　名】鸟不宿、鸟不踏、老虎刺、
白刺桑柴。

【来　　源】五加科植物楤木 *Aralia
elata* (Miq.) Seem. 的 茎
（楤木）。

【原 植 物】灌木或小乔木，高 1.5~6 米，树皮灰色；小枝灰棕色，疏生多数细刺；
刺长 1~3 毫米，基部膨大；嫩枝上常有长达 1.5 厘米的细长直刺。叶为
二回或三回羽状复叶，长 40~80 厘米；叶柄长 20~40 厘米，无毛；托
叶和叶柄基部合生，先端离生部分线形，长约 3 毫米，边缘有纤毛；
叶轴和羽片轴基部通常有短刺；羽片有小叶 7~11，基部有小叶 1 对；
小叶片薄纸质或膜质，阔卵形、卵形至椭圆状卵形，长 5~15 厘米，宽
2.5~8 厘米，先端渐尖，基部圆形至心形，稀阔楔形，上面绿色，下面
灰绿色，无毛或两面脉上有短柔毛和细刺毛，边缘疏生锯齿，有时为
粗大齿牙或细锯齿，稀为波状，侧脉 6~8 对，两面明显，网脉不明显；
小叶柄长 3~5 毫米，稀长达 1.2 厘米，顶生小叶柄长达 3 厘米。圆锥花
序长 30~45 厘米，伞房状；主轴短，长 2~5 厘米，分枝在主轴顶端指
状排列，密生灰色短柔毛；伞形花序直径 1~1.5 厘米，有花多数或少数；
总花梗长 0.8~4 厘米，花梗长 6~7 毫米，均密生短柔毛；苞片和小苞片
披针形，膜质，边缘有纤毛，前者长 5 毫米，后者长 2 毫米；花黄白色；
萼无毛，长 1.5 毫米，边缘有 5 个卵状三角形小齿；花瓣 5，长 1.5 毫米，
卵状三角形，开花时反曲；子房 5 室；花柱 5，离生或基部合生。果实
球形，黑色，直径 4 毫米，有 5 棱。花期 6~8 月，果期 9~10 月。

【采集加工】全年可采，鲜用或晒干。

【性味功能】苦、微辛，平。祛风除湿，行气活络。主治急性肾炎，胃十二指肠溃疡，
急性胆管感染，咽喉炎，糖尿病，遗精，睾丸炎，产后风，闭经，带下，

风湿关节痛，跌打损伤，脱臼，骨折，淋巴结肿，背痛，带状疱疹，无名肿痛。

【用法用量】15~30克，水煎服；外用鲜品适量，捣烂敷患处。

71 积雪草

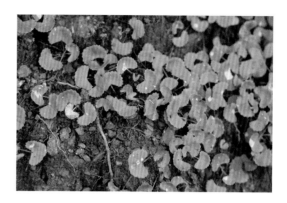

【别　　名】乞丐婆碗、乞食碗、蚌壳草、车田草、老豺碗、老鸦碗、雷公锤、落得打。

【来　　源】伞形科植物积雪草 *Centella asiatica* (L.) Urb. 的全草（积雪草）。

【原 植 物】多年生草本，茎匍匐，细长，节上生根。叶片膜质至草质，圆形、肾形或马蹄形，长 1~2.8 厘米，宽 1.5~5 厘米，边缘有钝锯齿，基部阔心形，两面无毛或在背面脉上疏生柔毛；掌状脉 5~7，两面隆起，脉上部分叉；叶柄长 1.5~2.7 厘米，无毛或上部有柔毛，基部叶鞘透明，膜质。伞形花序梗 2~4 个，聚生于叶腋，长 0.2~1.5 厘米，有或无毛；苞片通常 2，很少 3，卵形，膜质，长 3~4 毫米，宽 2.1~3 毫米；每一伞形花序有花 3~4，聚集呈头状，花无柄或有 1 毫米长的短柄；花瓣卵形，紫红色或乳白色，膜质，长 1.2~1.5 毫米，宽 1.1~1.2 毫米；花柱长约 0.6 毫米；花丝短于花瓣，与花柱等长。果实两侧扁压，圆球形，基部心形至平截形，长 2.1~3 毫米，宽 2.2~3.6 毫米，每侧有纵棱数条，棱间有明显的小横脉，网状，表面有毛或平滑。花果期 4~10 月。

【采集加工】全年可采，鲜用或晒干。

【性味功能】辛、微苦，平。清热解毒，利水消肿，行气活血。主治跌打损伤，感冒，黄疸，中暑腹痛，急性胃肠炎，痢疾，泌尿系感染，泌尿系结石，钩吻草中毒，农药中毒，咽喉肿痛，中耳炎，扁桃体炎，急性结膜炎，腮腺炎，乳腺炎，淋巴结炎，痈疽疔疖，毒蛇咬伤。

【用法用量】9~15克，水煎服；外用适量，捣烂敷或煎水洗患处。

72 芫荽

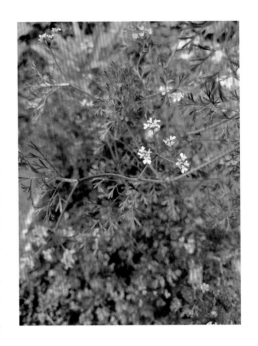

【别　　名】香菜、胡荽、香荽。

【来　　源】伞形科植物芫荽 *Coriandrum sativum* L. 的全草（胡荽）。

【原 植 物】一年生或二年生，有强烈气味的草本，高 20~100 厘米。根纺锤形，细长，有多数纤细的支根。茎圆柱形，直立，多分枝，有条纹，通常光滑。根生叶有柄，柄长 2~8 厘米；叶片 1 或 2 回羽状全裂，羽片广卵形或扇形半裂，长 1~2 厘米，宽 1~1.5 厘米，边缘有钝锯齿、缺刻或深裂，上部的茎生叶 3 回以至多回羽状分裂，末回裂片狭线形，长 5~10 毫米，宽 0.5~1 毫米，顶端钝，全缘。伞形花序顶生或与叶对生，花序梗长 2~8 厘米；伞辐 3~7，长 1~2.5 厘米；小总苞片 2~5，线形，全缘；小伞形花序有孕花 3~9，花白色或带淡紫色；萼齿通常大小不等，小的卵状三角形，大的长卵形；花瓣倒卵形，长 1~1.2 毫米，宽约 1 毫米，顶端有内凹的小舌片，辐射瓣长 2~3.5 毫米，宽 1~2 毫米，通常全缘，有 3~5 脉；花丝长 1~2 毫米，花药卵形，长约 0.7 毫米；花柱幼时直立，果熟时向外反曲。果实圆球形，背面主棱及相邻的次棱明显。胚乳腹面内凹。油管不明显，或有 1 个位于次棱的下方。花果期 4~11 月。

【采集加工】八月果实成熟时连根拔起，去净泥土。鲜用或晒干切段生用。

【性味功能】辛，温。发表透疹，消食开胃，止痛解毒。主治风寒感冒，麻疹，痘疹透发不畅，脘腹胀痛，呕恶，头痛，牙痛，脱肛，疮肿初起。

【用法用量】3~6 克，水煎服；外用适量。

73 南烛

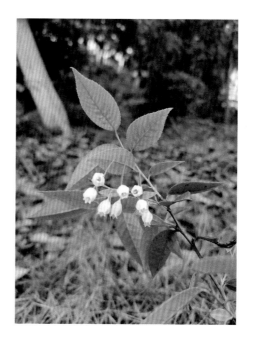

【别　　名】乌饭树、乌米饭树、乌饭、小号饭芦根、乌骨子、灰黑珠。

【来　　源】杜鹃花科植物南烛 *Vaccinium bracteatum* Thunb. 的叶（南烛叶）。

【原 植 物】常绿灌木或小乔木，高 2~6（~9）米；分枝多，幼枝被短柔毛或无毛，老枝紫褐色，无毛。叶片薄革质，椭圆形、菱状椭圆形、披针状椭圆形至披针形，长 4~9 厘米，宽 2~4 厘米，顶端锐尖、渐尖，稀长渐尖，基部楔形、宽楔形，稀钝圆，边缘有细锯齿，表面平坦有光泽，两面无毛，侧脉 5~7 对，斜伸至边缘以内网结，与中脉、网脉在表面和背面均稍微突起；叶柄长 2~8 毫米，通常无毛或被微毛。总状花序顶生和腋生，长 4~10 厘米，有多数花，序轴密被短柔毛，稀无毛；苞片叶状，披针形，长 0.5~2 厘米，两面沿脉被微毛或两面近无毛，边缘有锯齿，宿存或脱落，小苞片 2，线形或卵形，长 1~3 毫米，密被微毛或无毛；花梗短，长 1~4 毫米，密被短毛或近无毛；萼筒密被短柔毛或茸毛，稀近无毛，萼齿短小，三角形，长 1 毫米左右，密被短毛或无毛；花冠白色，筒状，有时略呈坛状，长 5~7 毫米，外面密被短柔毛，稀近无毛，内面有疏柔毛，口部裂片短小，三角形，外折；雄蕊内藏，长 4~5 毫米，花丝细长，长 2~2.5 毫米，密被疏柔毛，药室背部无距，药管长为药室的 2~2.5 倍；花盘密生短柔毛。浆果直径 5~8 毫米，熟时紫黑色，外面通常被短柔毛，稀无毛。花期 6~7 月，果期 8~10 月。

【采集加工】8~9 月采收，拣净杂质，晒干。

【性味功能】酸、涩，平。益肠胃，养肝肾。主治脾胃气虚，久泻，少食，肝肾不足，腰膝乏力，须发早白。

【用法用量】内服：煎汤，6~9克；熬膏；或入丸、散。

74 朱砂根

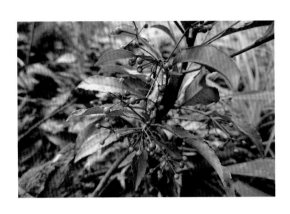

【别　　名】大罗伞、雨伞子、铁雨伞、珍珠凉伞、高脚凉伞子、走马胎、百两金。

【来　　源】紫金牛科植物朱砂根 *Ardisia crenata* Sims 的根（朱砂根）。

【原 植 物】灌木，高1~2米，稀达3米；茎粗壮，无毛，除侧生特殊花枝外，无分枝。叶片革质或坚纸质，椭圆形、椭圆状披针形至倒披针形，顶端急尖或渐尖，基部楔形，长7~15厘米，宽2~4厘米，边缘具皱波状或波状齿，具明显的边缘腺点，两面无毛，有时背面具极小的鳞片，侧脉12~18对，构成不规则的边缘脉；叶柄长约1厘米。伞形花序或聚伞花序，着生于侧生特殊花枝顶端；花枝近顶端常具2~3片叶或更多，或无叶，长4~16厘米；花梗长7~10毫米，几无毛；花长4~6毫米，花萼仅基部连合，萼片长圆状卵形，顶端圆形或钝，长1.5毫米或略短，稀达2.5毫米，全缘，两面无毛，具腺点；花瓣白色，稀略带粉红色，盛开时反卷，卵形，顶端急尖，具腺点，外面无毛，里面有时近基部，具乳头状突起；雄蕊较花瓣短，花药三角状披针形，背面常具腺点；雌蕊与花瓣近等长或略长，子房卵珠形，无毛，具腺点；胚珠5枚，1轮。果球形，直径6~8毫米，鲜红色，具腺点。花期5~6月，果期10~12月。

【采集加工】秋季采挖，切碎，晒干。

【性味功能】微甘、辛、平。清热祛湿，活血行瘀。主治咽喉肿痛，风湿关节痛，咯血，黄疸，痢疾，肾炎，丝虫病淋巴管炎，乳腺炎，睾丸炎，痔疮，骨折，跌打损伤，风火牙痛。

【用法用量】内服：煎汤，15~30克。外用：适量，捣敷。

75 红根草

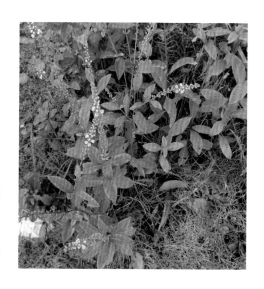

【别　　名】红根仔、田柯、水柯、地柯、星宿菜、矮荷子、地芥菜、福氏排草。

【来　　源】报春花科植物红根草 *Lysimachia fortunei* Maxim. 的全草（大田基黄）。

【原 植 物】多年生草本，全株无毛。根状茎横走，紫红色。茎直立，高30~70厘米，圆柱形，有黑色腺点，基部紫红色，通常不分枝，嫩梢和花序轴具褐色腺体。叶互生，近于无柄，叶片长圆状披针形至狭椭圆形，长4~11厘米，宽1~2.5厘米，先端渐尖或短渐尖，基部渐狭，两面均有黑色腺点，干后成粒状突起。总状花序顶生，细瘦，长10~20厘米；苞片披针形，长2~3毫米；花梗与苞片近等长或稍短；花萼长约1.5毫米，分裂近达基部，裂片卵状椭圆形，先端钝，周边膜质，有腺状缘毛，背面有黑色腺点；花冠白色，长约3毫米，基部合生部分长约1.5毫米，裂片椭圆形或卵状椭圆形，先端圆钝，有黑色腺点；雄蕊比花冠短，花丝贴生于花冠裂片的下部，分离部分长约1毫米；花药卵圆形，长约0.5毫米；花粉粒具3孔沟，长球形[（22~24）×（15~16）微米]，表面近于平滑；子房卵圆形，花柱粗短，长约1毫米。蒴果球形，直径2~2.5毫米。花期6~8月，果期8~11月。

【采集加工】夏、秋季采收，鲜用或晒干。

【性味功能】微苦，凉。清热利湿，活血调经。主治感冒，咳嗽咯血，肠炎，痢疾，肝炎，风湿性关节炎，痛经，带下，乳腺炎，毒蛇咬伤，跌打损伤等。

【用法用量】15~30克，水煎服；外用适量，捣烂敷或煎水洗患处。

76 白背枫

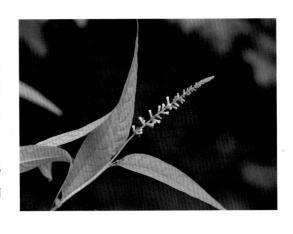

【别　　名】白的长尾花、白花醉鱼草、驳骨丹、白鱼鲗、白波仔越、杨波叶、溪桃。

【来　　源】马钱科植物白背枫 *Buddleja asiatica* Lour. 的根（白背枫）、叶、果。

【原 植 物】直立灌木或小乔木，高 1~8 米。嫩枝条四棱形，老枝条圆柱形；幼枝、叶下面、叶柄和花序均密被灰色或淡黄色星状短绒毛，有时毛被极密而成绵毛状。叶对生，叶片膜质至纸质，狭椭圆形、披针形或长披针形，长 6~30 厘米，宽 1~7 厘米，顶端渐尖或长渐尖，基部渐狭而成楔形，有时下延至叶柄基部，全缘或有小锯齿，上面绿色，干后黑褐色，通常无毛，稀有星状短柔毛，下面淡绿色，干后灰黄色；侧脉每边 10~14 条，上面扁平，干后凹陷，下面凸起；叶柄长 2~15 毫米。总状花序窄而长，由多个小聚伞花序组成，长 5~25 厘米，宽 0.7~2 厘米，单生或者 3 至数个聚生于枝顶或上部叶腋内，再排列成圆锥花序；花梗长 0.2~2 毫米；小苞片线形，短于花萼；花萼钟状或圆筒状，长 1.5~4.5 毫米，外面被星状短柔毛或短绒毛，内面无毛，花萼裂片三角形，长为花萼之半；花冠芳香，白色，有时淡绿色，花冠管圆筒状，直立，长 3~6 毫米，外面近无毛或被稀疏星状毛，内面仅中部以上被短柔毛或绵毛，花冠裂片近圆形，长 1~1.7 毫米，宽 1~1.5 毫米，广展，外面几无毛；雄蕊着生于花冠管喉部，花丝极短，花药长圆形，基部心形，花粉粒长球状，具 3 沟孔；雌蕊长 2~3 毫米，无毛，子房卵形或长卵形，长 1~1.5 毫米，宽 0.8~1 毫米，花柱短，柱头头状，2 裂。蒴果椭圆状，长 3~5 毫米，直径 1.5~3 毫米；种子灰褐色，椭圆形，长 0.8~1 毫米，宽 0.3~0.4 毫米，两端具短翅。花期 1~10 月，果期 3~12 月。

【采集加工】全年可采，鲜用或晒干。

【性味功能】苦、微辛，微温；有小毒。祛风化湿，行气活血。根：治腹胀，风湿关节痛，风湿性心脏病，跌打损伤；叶：治感冒，痢疾，痈疽；果：治小儿疳积。

【用法用量】9~15 克；外用适量，煎水洗患处。

77 链珠藤

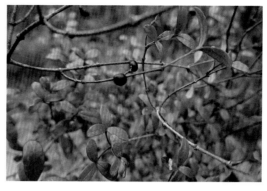

【别　　名】香藤仔、阿利藤、瓜子藤、
过山香、香藤、七里香。

【来　　源】夹竹桃科植物链珠藤
Alyxia sinensis Champ. ex
Benth. 的茎木（瓜子藤）。

【原 植 物】藤状灌木，具乳汁，高达 3 米；除花梗、苞片及萼片外，其余无毛。
叶革质，对生或 3 枚轮生，通常圆形、卵圆形或倒卵形，顶端圆或微凹，
长 1.5~3.5 厘米，宽 8~20 毫米，边缘反卷；侧脉不明显；叶柄长 2 毫
米。聚伞花序腋生或近顶生；总花梗长不及 1.5 厘米，被微毛；花小，
长 5~6 毫米；小苞片与萼片均有微毛；花萼裂片卵圆形，近钝头，长 1.5
毫米，内面无腺体；花冠先淡红色后退变白色，花冠筒长 2.3 毫米，内
面无毛，近花冠喉部紧缩，喉部无鳞片，花冠裂片卵圆形，长 1.5 厘米；
雌蕊长 1.5 毫米，子房具长柔毛。核果卵形，长约 1 厘米，直径 0.5 厘米，
2~3 颗组成链珠状。花期 4~9 月，果期 5~11 月。

【采集加工】全年均可采收，鲜用或晒干。

【性味功能】微苦、辛，温；有小毒。祛风行气，燥湿健脾，通经活络。主治风湿
关节痛，腰痛，湿脚气，泄泻，闭经，产后风，跌打损伤。

【用法用量】15~30 克，水煎服。

78 虎刺

【别　　名】半夜根、绣花针、鸟不踏、老鼠刺、伏牛花、两面针。

【来　　源】茜草科植物虎刺 *Damnacanthus indicus* (L.) Gaertn. F. 的根（虎刺）。

【原 植 物】具刺灌木，高 0.3~1 米，具肉质链珠状根；茎下部少分枝，上部密集多
回二叉分枝，幼嫩枝密被短粗毛，有时具 4 棱，节上托叶腋常生 1 针状

刺；刺长 0.4~2 厘米。叶常大小叶对相间，大叶长 1~2（~3）厘米，宽 1（~1.5）厘米，小叶长可小于 0.4 厘米，卵形、心形或圆形，顶端锐尖，边全缘，基部常歪斜，钝、圆、截平或心形；中脉

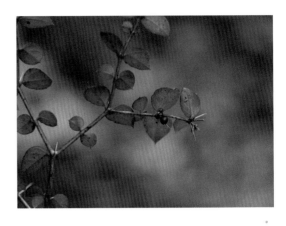

上面隆起，下面凸出，侧脉极细，每边 3（~4）条，上面光亮，无毛，下面仅脉处有疏短毛；叶柄长约 1 毫米，被短柔毛；托叶生叶柄间，初时呈 2~4 浅至深裂，后合生成三角形或戟形，易脱落。花两性，1~2 朵生于叶腋，2 朵者花柄基部常合生，有时在顶部叶腋可 6 朵排成具短总梗的聚伞花序；花梗长 1~8 毫米，基部两侧各具苞片 1 枚；苞片小，披针形或线形；花萼钟状，长约 3 毫米，绿色或具紫红色斑纹，几无毛，裂片 4，常大小不一，三角形或钻形，长约 1 毫米，宿存；花冠白色，管状漏斗形，长 0.9~1 厘米，外面无毛，内面自喉部至冠管上部密被毛，檐部 4 裂，裂片椭圆形，长 3~5 毫米；雄蕊 4，着生于冠管上部，花丝短，花药紫红色，内藏或稍外露；子房 4 室，每室具胚珠 1 颗，花柱外露或有时内藏，顶部 3~5 裂。核果红色，近球形，直径 4~6 毫米，具分核（1~）2~4。花期 3~5 月，果熟期冬季至次年春季。

【采集加工】全年可采，鲜用或晒干。

【性味功能】全株及根：甘、苦，平；祛风利湿，清热解毒，活血消肿，止痛；用于咽喉肿痛，风湿关节痛，痛风，风湿痹痛，感冒咳嗽，黄疸，肝脾肿大，肺痈，水肿，经闭，小儿疳积，跌打损伤，龋齿痛等。花：甘、苦，平；祛风除湿，舒筋止痛；用于风湿痹痛，头痛，四肢拘挛等。

【用法用量】10~15 克，水煎服；外用适量，捣烂敷患处。

79 栀子

【别　　名】黄衣根、黄衣、山枝、黄栀子。

【来　　源】茜草科植物栀子 Gardenia jasminoides Ellis 的根（栀子根）、果实（栀子）。

【原 植 物】灌木，高 0.3~3 米；嫩枝常被短毛，枝圆柱形，灰色。叶对生，革质，稀为纸质，少为 3 枚轮生，叶形多样，通常为长圆状披针形、倒卵状长圆形、倒卵形或椭圆形，长 3~25 厘米，宽 1.5~8 厘米，顶端渐尖、骤然长渐尖或短尖而钝，基部楔形或短尖，两面常无毛，上

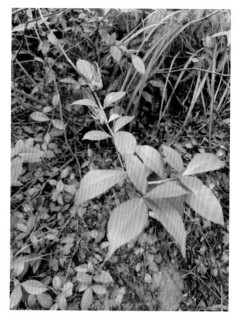

面亮绿，下面色较暗；侧脉 8~15 对，在下面凸起，在上面平；叶柄长 0.2~1 厘米；托叶膜质。花芳香，通常单朵生于枝顶，花梗长 3~5 毫米；萼管倒圆锥形或卵形，长 8~25 毫米，有纵棱，萼檐管形，膨大，顶部 5~8 裂，通常 6 裂，裂片披针形或线状披针形，长 10~30 毫米，宽 1~4 毫米，结果时增长，宿存；花冠白色或乳黄色，高脚碟状，喉部有疏柔毛，冠管狭圆筒形，长 3~5 厘米，宽 4~6 毫米，顶部 5~8 裂，通常 6 裂，裂片广展，倒卵形或倒卵状长圆形，长 1.5~4 厘米，宽 0.6~2.8 厘米；花丝极短，花药线形，长 1.5~2.2 厘米，伸出；花柱粗厚，长约 4.5 厘米，柱头纺锤形，伸出，长 1~1.5 厘米，宽 3~7 毫米，子房直径约 3 毫米，黄色，平滑。果卵形、近球形、椭圆形或长圆形，黄色或橙红色，长 1.5~7 厘米，直径 1.2~2 厘米，有翅状纵棱 5~9 条，顶部的宿存萼片长达 4 厘米，宽达 6 毫米；种子多数，扁，近圆形而稍有棱角，长约 3.5 毫米，宽约 3 毫米。花期 3~7 月，果期 5 月至翌年 2 月。

【采集加工】根：全年可采，鲜用或晒干。果实：秋季成熟时采收，鲜用或晒干。

【性味功能】根：微甘，寒；清热利湿；主治急性黄疸型传染性肝炎，胆道炎，吐血，血淋，便血，急性胃肠炎，痢疾，虚烦不眠，热痹，腮腺炎，牙痛，小儿惊风，急性结膜炎，睑腺炎，小腿溃疡，带状疱疹，无名肿毒，烫火伤，扭伤。果实：苦，寒；清热，渗湿，凉血，炒栀子止血；主治咽喉肿痛，

风火牙痛。

【用法用量】根：15~30克，水煎服。果实：5~10克，水煎服；外用适量，研末调敷患处。

80

白花蛇舌草

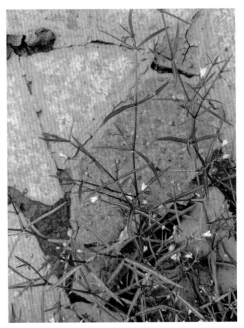

【别　　名】蛇舌草、蛇总管、二叶葎、白花蛇耳草。

【来　　源】茜草科植物白花蛇舌草 *Hedyotis diffusa* Willd. 的全草（白花蛇舌草）。

【原 植 物】一年生无毛纤细披散草本，高20~50厘米；茎稍扁，从基部开始分枝。叶对生，无柄，膜质，线形，长1~3厘米，宽1~3毫米，顶端短尖，边缘干后常背卷，上面光滑，下面有时粗糙；中脉在上面下陷，侧脉不明显；托叶长1~2毫米，基部合生，顶部芒尖。花4数，单生或双生于叶腋；花梗略粗壮，长2~5毫米，罕无梗或偶有长达10毫米的花梗；萼管球形，长1.5毫米，萼檐裂片长圆状披针形，长1.5~2毫米，顶部渐尖，具缘毛；花冠白色，管形，长3.5~4毫米，冠管长1.5~2毫米，喉部无毛，花冠裂片卵状长圆形，长约2毫米，顶端钝；雄蕊生于冠管喉部，花丝长0.8~1毫米，花药突出，长圆形，与花丝等长或略长；花柱长2~3毫米，柱头2裂，裂片广展，有乳头状凸点。蒴果膜质，扁球形，直径2~2.5毫米，宿存萼檐裂片长1.5~2毫米，成熟时顶部室背开裂；种子每室约10粒，具棱，干后深褐色，有深而粗的窝孔。花期春季。

【采集加工】夏、秋季采收，洗净。或晒干，切段，生用。

【性味功能】甘、淡，凉。清热解毒，利湿消痈，抗癌。用于恶性肿瘤，肠痈，咽喉肿痛，湿热黄疸，小便不利，疮疖肿毒，毒蛇咬伤。

【用法用量】15~60克，水煎服；外用适量。

81
羊角藤

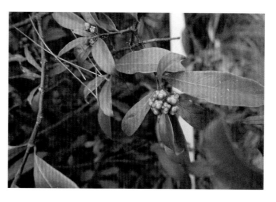

【别　　名】乌滕根、建巴戟。

【来　　源】茜草科植物羊角藤 *Morinda umbellata* subsp. *obovata* Y. Z. Ruan 的全株、根（羊角藤）、叶。

【原 植 物】藤木、攀缘或缠绕，有时呈披散灌木状；嫩枝无毛，绿色，老枝具细棱，蓝黑色，多少木质化。叶纸质或革质，倒卵形、倒卵状披针形或倒卵状长圆形，长6~9厘米，宽2~3.5厘米，顶端渐尖或具小短尖，基部渐狭或楔形，全缘，上面常具蜡质，光亮，干时淡棕色至棕黑色，无毛，下面淡棕黄色或禾秆色；中脉通常两面无毛，罕被粒状细毛，侧脉每边4~5条，斜升，无毛或有时下面具粒状疏细毛；叶柄长4~6毫米，常被不明显粒状疏毛；托叶筒状，干膜质，长4~6毫米，顶截平。花序3~11伞状排列于枝顶；花序梗长4~11毫米，被微毛；头状花序直径6~10毫米，具花6~12朵；花4~5基数，无花梗；各花萼下部彼此合生，上部环状，顶端平，无齿；花冠白色，稍呈钟状，长约4毫米，檐部4~5裂，裂片长圆形，顶部向内钩状弯折，外面无毛，内面中部以下至喉部密被髯毛，管部宽，长与径均约2毫米，无毛；雄蕊与花冠裂片同数，着生于裂片侧基部，花药长约1.2毫米，花丝长约1.5毫米；花柱通常不存在，柱头圆锥状，常二裂，着生于子房顶或子房顶凹洞内，子房下部与花萼合生，2~4室，每室胚珠1颗，着生于隔膜下部。果序梗长5~13毫米；聚花核果由3~7花发育而成，成熟时红色，近球形或扁球形，直径7~12毫米；核果具分核2~4；分核近三棱形，外侧弯拱，具种子1颗；种子角质，棕色，与分核同形。花期6~7月，果熟期10~11月。

【采集加工】全年可采，鲜用或晒干。

【性味功能】全株：有毒；清热，泻火，解毒。根、根皮：辛、微甘，温；祛风湿，补肾，止痛；用于风湿关节痛，肾虚腰痛，胃痛。叶：外用于创伤出血，蛇咬伤。

【用法用量】15~30 克，水煎服。

82 鸡矢藤

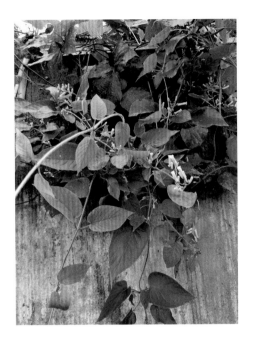

【别　　名】放屁藤、鸡屎藤、臭屁藤、天仙藤、玉明砂。

【来　　源】茜草科植物鸡矢藤 *Paederia foetida* L. 的全草（鸡屎藤）。

【原　植　物】藤状灌木，无毛或被柔毛。叶对生，膜质，卵形或披针形，长 5~10 厘米，宽 2~4 厘米，顶端短尖或削尖，基部浑圆，有时心形，叶上面无毛，在下面脉上被微毛；侧脉每边 4~5 条，在上面柔弱，在下面突起；叶柄长 1~3 厘米；托叶卵状披针形，长 2~3 毫米，顶部 2 裂。圆锥花序腋生或顶生，长 6~18 厘米，广展；小苞片微小，卵形或锥形，有小睫毛；花有小梗，生于柔弱的三歧常作蝎尾状的聚伞花序上；花萼钟形，萼檐裂片钝齿形；花冠紫蓝色，长 12~16 毫米，通常被绒毛，裂片短。果阔椭圆形，压扁，长和宽 6~8 毫米，光亮，顶部冠以圆锥形的花盘和微小宿存的萼檐裂片；小坚果浅黑色，具 1 阔翅。花期 5~6 月。

【采集加工】夏、秋季采收，鲜用或晒干。

【性味功能】甘、微苦，平。祛风利湿，消食化积，消炎止咳，活血止痛。用于黄疸，积食饱胀，经闭，痢疾，胃气痛，风湿疼痛，泄泻，肺痨咯血，顿咳，消化不良，小儿疳积，气虚浮肿；外用于皮炎，湿疹，疮疡肿毒，毒蛇咬伤，毒虫螫伤。汁液：用于毒虫螫伤，冻疮。

【用法用量】10~15 克，水煎服；外用适量，捣烂敷或煎水洗患处。

83

东南茜草

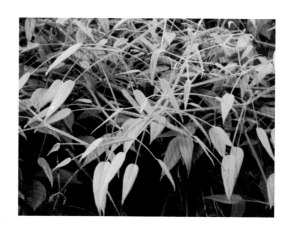

【别　　名】红根子、红藤仔、主线草、
染蛋藤、苧绿藤、穿骨草、
入骨丹。

【来　　源】茜草科植物东南茜草
Rubia argyi (H. Lév. &
Vaniot) H. Hara ex Lauener
& D. K. Ferguson 的根（东南茜草）。

【原 植 物】多年生草质藤本。茎、枝均有 4 直棱，或 4 狭翅，棱上有倒生钩状皮刺，
无毛。叶 4 片轮生，茎生的偶有 6 片轮生，通常一对较大，另一对较小，
叶片纸质，心形至阔卵状心形，有时近圆心形，长 0.1~5 厘米或过之，
宽 1~4.5 厘米或过之，顶端短尖或骤尖，基部心形，极少近浑圆，边缘
和叶背面的基出脉上通常有短皮刺，两面粗糙，或兼有柔毛；基出脉通
常 5~7 条，在上面凹陷，在下面多少凸起；叶柄长通常 0.5~5 厘米，有
时可达 9 厘米，有直棱，棱上生许多皮刺。聚伞花序分枝成圆锥花序式，
顶生和小枝上部腋生，有时结成顶生、带叶的大型圆锥花序，花序梗
和总轴均有 4 直棱，棱上通常有小皮刺，多少被柔毛或有时近无毛；
小苞片卵形或椭圆状卵形，长 1.5~3 毫米；花梗稍粗壮，长 1~2.5 毫米，
近无毛或稍被硬毛；萼管近球形，干时黑色；花冠白色，干时变黑，
质地稍厚，冠管长 0.5~0.7 毫米，裂片（4~）5，伸展，卵形至披针形，
长 1.3~1.4 毫米，外面稍被毛或近无毛，里面通常有许多微小乳突；雄
蕊 5，花丝短，带状，花药通常微露出冠管口外；花柱粗短，2 裂，柱
头 2，头状。浆果近球形（1 心皮发育），径 5~7 毫米，有时臀状（2
心皮均发育），宽达 9 毫米，成熟时黑色。

【采集加工】春、秋季采挖，除去泥沙，干燥。切厚片或段，生用或炒炭用。

【性味功能】苦，寒。活血止血。主治鼻衄，咯血，吐血，尿血，水肿，肾炎，痛经，
闭经，小儿腹泻，风湿关节痛，血栓闭塞性脉管炎，风疹，跌打损伤。
孕妇慎用。

【用法用量】6~10克，水煎服。

84
六月雪

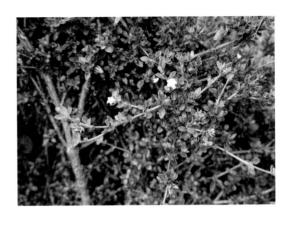

【别　　名】白马骨、满天星、路边
荆、路边姜。

【来　　源】茜草科植物六月雪
Serissa japonica (Thunb.)
Thunb. Nov. Gen. 的根（白
马骨）。

【原 植 物】小灌木，通常高达1米；枝粗壮，灰色，被短毛，后毛脱落变无毛，嫩
枝被微柔毛。叶通常丛生，薄纸质，倒卵形或倒披针形，长1.5~4厘
米，宽0.7~1.3厘米，顶端短尖或近短尖，基部收狭成一短柄，除下面被疏
毛外，其余无毛；侧脉每边2~3条，上举，在叶片两面均凸起，小脉疏
散不明显；托叶具锥形裂片，长2毫米，基部阔，膜质，被疏毛。花无梗，
生于小枝顶部，有苞片；苞片膜质，斜方状椭圆形，长渐尖，长约6毫米，
具疏散小缘毛；花托无毛；萼檐裂片5，坚挺延伸呈披针状锥形，极尖锐，
长4毫米，具缘毛；花冠管长4毫米，外面无毛，喉部被毛，裂片5，
长圆状披针形，长2.5毫米；花药内藏，长1.3毫米；花柱柔弱，长约
7毫米，2裂，裂片长1.5毫米。花期4~6月。

【采集加工】全年可采，鲜用或晒干。

【性味功能】全株：淡、微辛，凉；疏风解表，清热利湿，舒筋活络；用于感冒，咳嗽，
牙痛，乳蛾，咽喉肿痛，急慢性肝炎，泄泻，痢疾，小儿疳积，高血
压头痛，偏头痛，目赤肿痛，风湿关节痛，带下病，痈疽，瘰疬。根：
清热解毒；用于小儿惊风，带下病，风湿关节痛，解雷公藤中毒。

【用法用量】10~15克，水煎服；外用适量，捣烂敷或煎水洗患处。

85
钩　藤

【别　　名】金钩莲。

【来　　源】茜草科植物钩藤 *Uncaria rhynchophylla* (Miq.) Miq. ex Havil. 的根、带钩茎枝。

【原 植 物】藤本；嫩枝较纤细，方柱形或略有 4 棱角，无毛。叶纸质，椭圆形或椭圆状长圆形，长 5~12 厘米，宽 3~7 厘米，两面均无毛，干时褐色或红褐色，下面有时有白粉，顶端短尖或骤尖，基部楔形至截形，有时稍下延；侧脉 4~8 对，脉腋窝

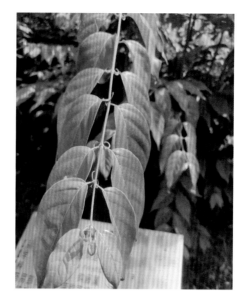

陷有黏液毛；叶柄长 5~15 毫米，无毛；托叶狭三角形，深 2 裂达全长 2/3，外面无毛，里面无毛或基部具黏液毛，裂片线形至三角状披针形。头状花序不计花冠直径 5~8 毫米，单生叶腋，总花梗具一节，苞片微小，或成单聚伞状排列，总花梗腋生，长 5 厘米；小苞片线形或线状匙形；花近无梗；花萼管疏被毛，萼裂片近三角形，长 0.5 毫米，疏被短柔毛，顶端锐尖；花冠管外面无毛，或具疏散的毛，花冠裂片卵圆形，外面无毛或略被粉状短柔毛，边缘有时有纤毛；花柱伸出冠喉外，柱头棒形。果序直径 10~12 毫米；小蒴果长 5~6 毫米，被短柔毛，宿存萼裂片近三角形，长 1 毫米，星状辐射。花果期 5~12 月。

【采集加工】全年均可采挖，鲜用或晒干。

【性味功能】根：用于风湿关节痛，腰腿痛。带钩茎枝：甘，凉；清热平肝，息风定惊；用于头痛眩晕，感冒夹惊，小儿癫痫，妊娠子痫，高血压症。

【用法用量】3~12 克，水煎服。

金剑草

【别　　名】红藤仔、茜草、长叶茜草、翅茎茜草、红丝线、尖叶锯锯草、老麻藤。

【来　　源】茜草科植物金剑草 *Rubia alata* Roxb. 的全草（金剑草）。

【原 植 物】草质攀缘藤本，长 1~4 米或更长；茎、枝干时灰色，有光泽，均有 4

棱或 4 翅，通常棱上或多或少有倒生皮刺，无毛或节上被白色短硬毛。叶 4 片轮生，薄草质，线形、披针状线形或狭披针形，偶有披针形，长 3.5~9 厘米或稍过之，宽 0.4~2 厘米，顶端渐尖，基部圆至浅心形，边缘反卷，常有短小皮刺，两面均粗糙；基出脉 3 或 5 条，在上面凹入，在下面凸起，均有倒生小皮刺或侧生的 1 或 2 对上的皮刺不明显；叶柄 2 长 2 短，长的通常 3~7 厘米，有时可达 10 厘米，短的比长的

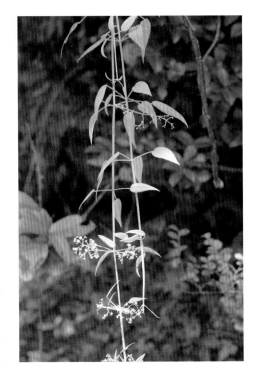

短 1/3~1/2，均有倒生皮刺，有时叶柄很短或无柄。花序腋生或顶生，通常比叶长，多回分枝的圆锥花序式，花序轴和分枝均有明显的 4 棱，通常有小皮刺；花梗直，有 4 棱，长 2~3 毫米；小苞片卵形，长 1~2 毫米；萼管近球形，浅 2 裂，径约 0.7 毫米；花冠稍肉质，白色或淡黄色，外面无毛，冠管长 0.5~1 毫米，上部扩大，裂片 5，卵状三角形或近披针形，长 1.2~1.5 毫米，顶端尾状渐尖，里面和边缘均有密生微小乳凸状毛，脉纹几不可见；雄蕊 5，生冠管之中部，伸出，花丝长约 0.5 毫米，花药长圆形，与花丝近等长；花柱粗壮，顶端 2 裂，长约 0.5 毫米，约 1/2 藏于肉质花盘内，柱头球状。浆果成熟时黑色，球形或双球形，长 0.5~0.7 毫米。花期夏初至秋初，果期秋冬季。

【采集加工】全年均可采收，鲜用或晒干。

【性味功能】全草：用于风湿脚气。根及根茎：苦，寒；清热解毒，活血通经，利湿，止血，祛瘀生新；用于衄血，吐血，便血，尿血，崩漏，月经不调，经闭腹痛，风湿关节痛，水肿，肠痛，肝炎，泄泻，痢疾；外用于跌打损伤，疖肿，神经性皮炎。叶汁：治白癣。

【用法用量】10~15 克，水煎服。

87

尖齿臭茉莉

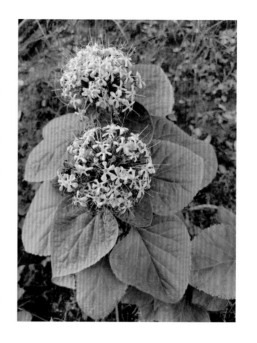

【别　　名】臭屎根、臭茉莉、臭牡丹、鬼点火。

【来　　源】马鞭草科植物尖齿臭茉莉 *Clerodendrum lindleyi* Decne. ex Planch. 的根（过墙风）、叶、全株。

【原 植 物】灌木，高 0.5~3 米；幼枝近四棱形，老枝近圆形，皮孔不显，被短柔毛。叶片纸质，宽卵形或心形，表面散生短柔毛，背面有短柔毛，沿脉较密，基部脉腋有数个盘状腺体，叶缘有不规则锯齿或波状齿；叶柄长 2~11 厘米，被短柔毛。伞房状聚伞花序密集，顶生，花序梗被短柔毛；苞片多，披针形，长 2.5~4 厘米，被短柔毛、腺点和少数盘状腺体；花萼钟状，长 1~1.5 厘米，密被柔毛和少数盘状腺体，萼齿线状披针形，长 4~10 毫米；花冠紫红色或淡红色，花冠管长 2~3 厘米，裂片倒卵形，长 5~7 毫米；雄蕊与花柱伸出花冠外，花柱长于雄蕊。核果近球形，径 5~6 毫米，成熟时蓝黑色，大半被紫红色增大的宿萼所包。花果期 6~11 月。

【采集加工】全年可采，鲜用或晒干。

【性味功能】根、叶：治妇女月经不调，风湿骨痛，骨折，中耳炎，毒疮，湿疹。全株：苦、辛，平；清热解毒，祛风除湿，消肿止痛；用于风湿痛，中耳炎，跌打损伤。

【用法用量】15~30 克，水煎服；外用适量，煎水熏洗患处。

88

牡　荆

【别　　名】洋吉利、黄荆、蒲荆、铺香、午时草、蚊香草。

【来　　源】马鞭草科植物牡荆 *Vitex negundo* var. *cannabifolia* (Siebold & Zucc.) Hand.-Mazz. 的叶（牡荆叶）。

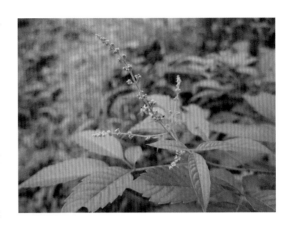

【原 植 物】落叶灌木或小乔木；小枝四棱形。叶对生，掌状复叶，小叶 5，少有 3；小叶片披针形或椭圆状披针形，顶端渐尖，基部楔形，边缘有粗锯齿，表面绿色，背面淡绿色，通常被柔毛。圆锥花序顶生，长 10~20 厘米；花冠淡紫色。果实近球形，黑色。花期 6~7 月，果期 8~11 月。

【采集加工】夏、秋季叶茂盛时采收，除去茎枝。

【性味功能】辛、微苦，微温。疏风解暑，调气和胃。治中暑，感冒，流感，支气管炎，胃肠炎，胃痛，风湿关节痛，疟疾，小儿腹泻，皮炎，湿疹，香港脚（足癣），支气管哮喘。

【用法用量】内服：煎汤 9~15 克，鲜品可用至 30~60 克；或捣汁饮。外用：适量，捣敷；或煎水熏洗。

89
益母草

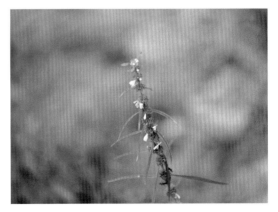

【别　　名】红花艾、白花艾、益母蒿、益母艾、坤草、茺蔚、四楞子棵、九塔花。

【来　　源】唇形科植物益母草 *Leonurus japonicus* Houtt. 的全草（益母草）。

【原 植 物】一年生或二年生草本，有于其上密生须根的主根。茎直立，通常高 30~120 厘米，钝四棱形，微具槽，有倒向糙伏毛，在节及棱上尤为密集，在基部有时近于无毛，多分枝，或仅于茎中部以上有能育的小枝条。叶轮廓变化很大，茎下部叶轮廓为卵形，基部宽楔形，掌状 3 裂，裂片呈长圆状菱形至卵圆形，通常长 2.5~6 厘米，宽 1.5~4 厘米，裂片上再分裂，上面绿色，有糙伏毛，叶脉稍下陷，下面淡绿色，被疏柔毛及腺点，叶脉突出，叶柄纤细，长 2~3 厘米，由于叶基下延而在上部略具翅，腹面具槽，背面圆形，被糙伏毛；茎中部叶轮廓为菱形，较小，通常分裂成 3 个或偶有多个长圆状线形的裂片，基部狭楔形，叶柄长 0.5~2 厘米；花序最上部的苞叶近于无柄，线形或线状披针形，长 3~12 厘米，宽 2~8 毫米，全缘或具稀少牙齿。轮伞花序腋生，具 8~15 花，轮廓为圆球形，径 2~2.5 厘米，多数远离而组成长穗状花序；小苞片刺状，向上伸出，基部略弯曲，比萼筒短，长约 5 毫米，有贴生的微柔毛；花梗无。花萼管状钟形，长 6~8 毫米，外面有贴生微柔毛，内面于离基部 1/3 以上被微柔毛，5 脉，显著，齿 5，前 2 齿靠合，长约 3 毫米，后 3 齿较短，等长，长约 2 毫米，齿均宽三角形，先端刺尖。花冠粉红色至淡紫红色，长 1~1.2 厘米，外面于伸出萼筒部分被柔毛，冠筒长约 6 毫米，等大，内面在离基部 1/3 处有近水平向的不明显鳞毛毛环，毛环在背面间断，其上部多少有鳞状毛，冠檐二唇形，上唇直伸，内凹，长圆形，长约 7 毫米，宽 4 毫米，全缘，内面无毛，边缘具纤毛，下唇略短于上唇，内面在基部疏被鳞状毛，3 裂，中裂片倒心形，先端微缺，边缘薄膜质，基部收缩，侧裂片卵圆形，细小。雄蕊 4，均延伸至上唇片之下，平行，前对较长，花丝丝状，扁平，疏被鳞状毛，花药卵圆形，二室。花柱丝状，略超出于雄蕊而与上唇片等长，无毛，先端相等 2 浅裂，裂片钻形。花盘平顶。子房褐色，无毛。小坚果长圆状三棱形，长 2.5 毫米，顶端截平而略宽大，基部楔形，淡褐色，光滑。花期 6~9 月，果期 9~10 月。

【采集加工】鲜品春季幼苗期至初夏花前期采割；干品在夏季茎叶茂盛、花未开或初开时采割，晒干，或切段晒干。鲜用或生用。

【性味功能】成熟地上部分：苦、辛，凉；活血调经，利尿消肿；用于月经不调，痛经，经闭，恶露不尽，水肿尿少。幼株：补血，祛瘀生新；用于疮疡肿毒，跌打损伤。花：微苦，甘；用于肿毒疮疡，利水行血，妇人胎产诸病；民间用作妇女补血剂。果实：辛、苦，凉；活血调经；用于经闭，痛经，产后瘀血腹痛。

【用法用量】9~30 克，水煎服；鲜品 12~40 克。

90 薄荷

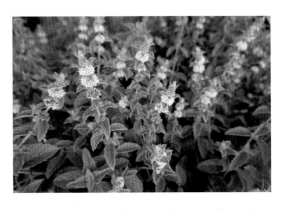

【别　　名】亚荷、野薄荷、见肿消、水薄荷、蕃荷菜。

【来　　源】唇形科植物薄荷 *Mentha canadensis* L. 的地上部分（薄荷）。

【原 植 物】多年生草本。茎直立，高 30~60 厘米，下部数节具纤细的须根及水平匍匐根状茎，锐四棱形，具四槽，上部被倒向微柔毛，下部仅沿棱上被微柔毛，多分枝。叶片长圆状披针形、披针形、椭圆形或卵状披针形，稀长圆形，长 3~5（7）厘米，宽 0.8~3 厘米，先端锐尖，基部楔形至近圆形，边缘在基部以上疏生粗大的牙齿状锯齿，侧脉 5~6 对，与中肋在上面微凹陷下面显著，上面绿色；沿脉上密生余部疏生微柔毛，或除脉外余部近于无毛，上面淡绿色，通常沿脉上密生微柔毛；叶柄长 2~10 毫米，腹凹背凸，被微柔毛。轮伞花序腋生，轮廓球形，花时径约 18 毫米，具梗或无梗，具梗时梗可长达 3 毫米，被微柔毛；花梗纤细，长 2.5 毫米，被微柔毛或近于无毛。花萼管状钟形，长约 2.5 毫米，外被微柔毛及腺点，内面无毛，10 脉，不明显，萼齿 5，狭三角状钻形，先端长锐尖，长 1 毫米。花冠淡紫，长 4 毫米，外面略被微柔毛，内面在喉部以下被微柔毛，冠檐 4 裂，上裂片先端 2 裂，较大，其余 3 裂片近等大，长圆形，先端钝。雄蕊 4，前对较长，长约 5 毫米，均伸出于花冠之外，花丝丝状，无毛，花药卵圆形，2 室，室平行。花柱略超出雄蕊，先端近相等 2 浅裂，裂片钻形。花盘平顶。小坚果卵珠形，黄褐色，具小腺窝。花期 7~9 月，果期 10 月。

【采集加工】夏、秋季茎叶茂盛花开至三轮时，选晴天，分次采割，晒干或阴干。切段，生用。

【性味功能】地上部分：辛，凉；宣散风热，明目，透疹；用于风热感冒，风温初起，头痛，目赤，喉痹，口疮，风疹，麻疹，胸胁胀闷。体虚多汗者不宜使用。

【用法用量】3~6 克，水煎服。

91
凉粉草

【别　　名】仙草冻、青草冻、仙人草、仙人冻。

【来　　源】唇形科植物凉粉草 *Mesona chinensis* Benth. 的全草（凉粉草）。

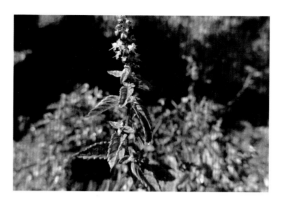

【原 植 物】草本，直立或匍匐。茎高 15~100 厘米，分枝或少分枝，茎、枝四棱形，有时具槽，被脱落的长疏柔毛或细刚毛。叶狭卵圆形至阔卵圆形或近圆形，长 2~5 厘米，宽 0.8~2.8 厘米，在小枝上者较小，先端急尖或钝，基部急尖、钝或有时圆形，边缘具或浅或深锯齿，纸质或近膜质，两面被细刚毛或柔毛，或仅沿下面脉上被毛，或变无毛，侧脉 6~7 对，与中肋在上面平坦或微凹下面微隆起；叶柄长 2~15 毫米，被平展柔毛。轮伞花序多数，组成间断或近连续的顶生总状花序，此花序长 2~10（13）厘米，直立或斜向上，具短梗；苞片圆形或菱状卵圆形，稀为披针形，稍超过或短于花，具短或长的尾状突尖，通常具色泽；花梗细，长 3~4（~5）毫米，被短毛。花萼开花时钟形，长 2~2.5 毫米，密被白色疏柔毛，脉不明显，二唇形，上唇 3 裂，中裂片特大，先端急尖或钝，侧裂片小，下唇全缘，偶有微缺，果时花萼筒状或坛状筒形，长 3~5 毫米，10 脉及多数横脉极明显，其间形成小凹穴，近无毛或仅沿脉被毛。花冠白色或淡红色，小，长约 3 毫米，外被微柔毛，内面在上唇片下方冠筒内略被微柔毛，冠筒极短，喉部极扩大，冠檐二唇形，上唇宽大，具 4 齿，2 侧齿较高，中央 2 齿不明显，有时近全缘，下唇全缘，舟状。雄蕊 4，斜外伸，前对较长，后对花丝基部具齿状附属器，其上被硬毛，花药汇合成一室。花柱远超出雄蕊之上，先端不相等 2 浅裂。小坚果长圆形，黑色。花果期 7~10 月。

【采集加工】春、夏季采收，洗净，切段，鲜用或晒干。

【性味功能】甘、淡，凉。清热利湿，凉血。用于中暑，消渴，高血压症，肌肉关节疼痛。

【用法用量】内服：煎汤，15~30 克，大剂量可用至 60 克。外用：适量，研末调敷；煎水洗；或鲜品捣敷。

92 罗　勒

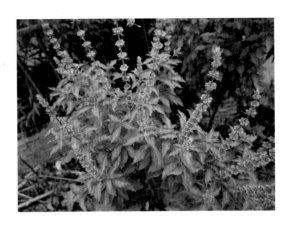

【别　　名】胡椒菜、香佩兰、零陵香、省头草、九层塔、千层塔。

【来　　源】唇形科植物罗勒 *Ocimum basilicum* L. 的全草（罗勒）、种子。

【原 植 物】一年生草本，高 20~80 厘米，具圆锥形主根及自其上生出的密集须根。茎直立，钝四棱形，上部微具槽，基部无毛，上部被倒向微柔毛，绿色，常染有红色，多分枝。叶卵圆形至卵圆状长圆形，长 2.5~5 厘米，宽 1~2.5 厘米，先端微钝或急尖，基部渐狭，边缘具不规则牙齿或近于全缘，两面近无毛，下面具腺点，侧脉 3~4 对，与中脉在上面平坦下面多少明显；叶柄伸长，长约 1.5 厘米，近于扁平，向叶基多少具狭翅，被微柔毛。总状花序顶生于茎、枝上，各部均被微柔毛，通常长 10~20 厘米，由多数具 6 花交互对生的轮伞花序组成，下部的轮伞花序远离，彼此相距可达 2 厘米，上部轮伞花序靠近；苞片细小，倒披针形，长 5~8 毫米，短于轮伞花序，先端锐尖，基部渐狭，无柄，边缘具纤毛，常具色泽；花梗明显，花时长约 3 毫米，果时伸长，长约 5 毫米，先端明显下弯。花萼钟形，长 4 毫米，宽 3.5 毫米，外面被短柔毛，内面在喉部被疏柔毛，萼筒长约 2 毫米，萼齿 5，呈二唇形，上唇 3 齿，中齿最宽大，长 2 毫米，宽 3 毫米，近圆形，内凹，具短尖头，边缘下延至萼筒，侧齿宽卵圆形，长 1.5 毫米，先端锐尖，下唇 2 齿，披针形，长 2 毫米，具刺尖头，齿边缘均具缘毛，果时花萼宿存，明显增大，长达 8 毫米，宽 6 毫米，明显下倾，脉纹显著。花冠淡紫色，或上唇白色、下唇紫红色，伸出花萼，长约 6 毫米，外面在唇片上被微柔毛，内面无毛，冠筒内藏，长约 3 毫米，喉部多少增大，冠檐二唇形，上唇宽大，长 3 毫米，宽 4.5

毫米，4裂，裂片近相等，近圆形，常具波状皱曲，下唇长圆形，长3毫米，宽1.2毫米，下倾，全缘，近扁平。雄蕊4，分离，略超出花冠，插生于花冠筒中部，花丝丝状，后对花丝基部具齿状附属物，其上有微柔毛，花药卵圆形，汇合成1室。花柱超出雄蕊之上，先端相等2浅裂。花盘平顶，具4齿，齿不超出子房。小坚果卵珠形，长2.5毫米，宽1毫米，黑褐色，有具腺的穴陷，基部有1白色果脐。花期7~9月，果期9~12月。

【采集加工】夏、秋季采收全草，除去细根和杂质，切细晒干。

【性味功能】全草：辛，温；发汗解表，祛风利湿，散瘀止痛；用于风寒感冒，头痛，脘腹胀满，消化不良，胃痛，泄泻，月经不调，跌打损伤；外用于虫蛇咬伤，湿疹，皮炎。嫩叶：祛风发汗，芳香健胃，并可代茶。种子：甘、辛，凉；明目；用于目赤肿痛，目翳，并试用于避孕。

【用法用量】内服：煎汤，5~15克，大剂量可用至30克；或捣汁；或入丸、散。外用：适量，捣敷；或烧存性研末调敷；亦可煎汤洗或含漱。

93 紫 苏

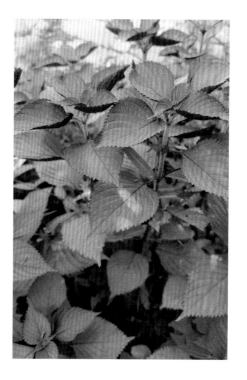

【别　　名】红苏、白苏。

【来　　源】唇形科植物紫苏 *Perilla frutescens* (L.) Britton. 的果实（紫苏子）、叶（紫苏叶）、茎（紫苏梗）。

【原 植 物】一年生直立草本。茎高0.3~2米，绿色或紫色，钝四棱形，具四槽，密被长柔毛。叶阔卵形或圆形，长7~13厘米，宽4.5~10厘米，先端短尖或突尖，基部圆形或阔楔形，边缘在基部以上有粗锯齿，膜质或草质，两面绿色或紫色，或仅下面紫色，上面被疏柔毛，下面被贴生柔毛，侧脉7~8对，位于下部者稍靠近，斜上升，与中脉在上面微突起、下面明显突起，色稍淡；叶柄长 3~5 厘米，背腹扁平，密被长柔毛。轮伞花序 2 花，组成长 1.5~15 厘米、密被长柔毛、偏向一侧的顶生及腋生总状花序；苞片宽卵圆形或近圆形，长宽约 4 毫米，先端具短尖，外被红褐色腺点，无毛，边缘膜质；花梗长 1.5 毫米，密被柔毛。花萼钟形，10 脉，长约 3 毫米，直伸，下部被长柔毛，夹有黄色腺点，内面喉部有疏柔毛环，结果时增大，长至 1.1 厘米，平伸或下垂，基部一边肿胀，萼檐二唇形，上唇宽大，3 齿，中齿较小，下唇比上唇稍长，2 齿，齿披针形。花冠白色至紫红色，长 3~4 毫米，外面略被微柔毛，内面在下唇片基部略被微柔毛，冠筒短，长 2~2.5 毫米，喉部斜钟形，冠檐近二唇形，上唇微缺，下唇 3 裂，中裂片较大，侧裂片与上唇相近似。雄蕊 4，几不伸出，前对稍长，离生，插生喉部，花丝扁平，花药 2 室，室平行，其后略叉开或极叉开。花柱先端相等 2 浅裂。花盘前方呈指状膨大。小坚果近球形，灰褐色，直径约 1.5 毫米，具网纹。花期 8~11 月，果期 8~12 月。

【采集加工】果实：秋季果实成熟时采收，除去杂质，晒干。叶、茎：夏季枝叶茂盛时采收，除去杂质，晒干。

【性味功能】果实：辛，温；降气消痰，平喘，润肠；用于痰壅气逆，咳嗽气喘，肠燥便秘。宿萼用于血虚感冒。叶（或带嫩枝）：辛，温；解表散寒，行气和胃；用于风寒感冒，咳嗽呕恶，妊娠呕吐，鱼蟹中毒。茎：辛，温；理气宽中，止痛，安胎；用于胸膈痞闷，胃脘疼痛，嗳气呕吐，胎动不安。

【用法用量】果实：3~10 克，水煎服。叶：5~10 克，水煎服；外用适量，煎水洗或捣烂敷患处。茎：5~10 克，水煎服。

94 夏枯草

【别　　名】棒锤草、大头花、蜂窝草、灯笼头草。

【来　　源】唇形科植物夏枯草 *Prunella vulgaris* L. 的果穗（夏枯草）。

【原 植 物】多年生草木；根茎匍匐，

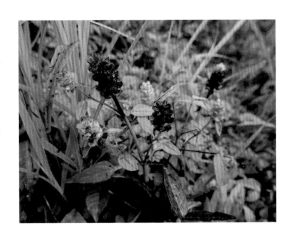

在节上生须根。茎高 20~30 厘米，上升，下部伏地，自基部多分枝，钝四棱形，其浅槽，紫红色，被稀疏的糙毛或近于无毛。茎叶卵状长圆形或卵圆形，大小不等，长 1.5~6 厘米，宽 0.7~2.5 厘米，先端钝，基部圆形、截形至宽楔形，下延至叶柄成狭翅，边缘具不明显的波状齿或几近全缘，草质，上面橄榄绿色，具短硬毛或几无毛，下面淡绿色，几无毛，侧脉 3~4 对，在下面略突出，叶柄长 0.7~2.5 厘米，自下部向上渐变短；花序下方的一对苞叶似茎叶，近卵圆形，无柄或具不明显的短柄。轮伞花序密集组成顶生长 2~4 厘米的穗状花序，每一轮伞花序下承以苞片；苞片宽心形，通常长约 7 毫米，宽约 11 毫米，先端具长 1~2 毫米的骤尖头，脉纹放射状，外面在中部以下沿脉上疏生刚毛，内面无毛，边缘具睫毛，膜质，浅紫色。花萼钟形，连齿长约 10 毫米，筒长 4 毫米，倒圆锥形，外面疏生刚毛，二唇形，上唇扁平，宽大，近扁圆形，先端几截平，具 3 个不很明显的短齿，中齿宽大，齿尖均呈刺状微尖，下唇较狭，2 深裂，裂片达唇片之半或以下，边缘具缘毛，先端渐尖，尖头微刺状。花冠紫色、蓝紫色或红紫色，长约 13 毫米，略超出于萼，冠筒长 7 毫米，基部宽约 1.5 毫米，其上向前方膨大，至喉部宽约 4 毫米，外面无毛，内面约近基部 1/3 处具鳞毛毛环，冠檐二唇形，上唇近圆形，径约 5.5 毫米，内凹，多少呈盔状，先端微缺，下唇约为上唇 1/2，3 裂，中裂片较大，近倒心脏形，先端边缘具流苏状小裂片，侧裂片长圆形，垂向下方，细小。雄蕊 4，前对长很多，均上升至上唇片之下，彼此分离，花丝略扁平，无毛，前对花丝先端 2 裂，1 裂片能育具花药，另 1 裂片钻形，长过花药，稍弯曲或近于直立，后对花丝的不育裂片微呈瘤状突出，花药 2 室，室极叉开。花柱纤细，先端相等 2 裂，裂片钻形，外弯。花盘近平顶。子房无毛。小坚果黄褐色，长圆状卵珠形，长 1.8 毫米，宽约 0.9 毫米，微具沟纹。花期 4~6 月，果期 7~10 月。

【采集加工】夏季果穗呈棕红色时采收，除去杂质，晒干。

【性味功能】苦、微辛，微温，入肝经。祛肝风，行经络，舒肝气，开肝郁。治口眼歪斜，止筋骨疼，目珠夜（胀）痛，消散瘰疬（周身结核），手足周身节骨酸疼。

【用法用量】9~15 克，水煎服。

95
枸杞

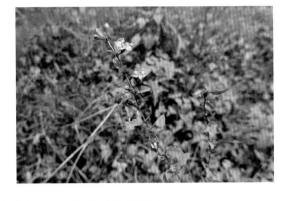

【别　　名】枸杞叶、枸杞子、苦杞、地骨、红耳坠、金耳坠、姑里翁、仙人杖、土枸杞。

【来　　源】茄科植物枸杞 *Lycium chinense* Mill. 的嫩茎叶（枸杞叶）、果实（枸杞子）。

【原　植　物】多分枝灌木，高 0.5~1 米，栽培时可达 2 米多；枝条细弱，弓状弯曲或俯垂，淡灰色，有纵条纹，棘刺长 0.5~2 厘米，生叶和花的棘刺较长，小枝顶端锐尖成棘刺状。叶纸质或栽培者质稍厚，单叶互生或 2~4 枚簇生，卵形、卵状菱形、长椭圆形、卵状披针形，顶端急尖，基部楔形，长 1.5~5 厘米，宽 0.5~2.5 厘米，栽培者较大，可长达 10 厘米以上，宽达 4 厘米；叶柄长 0.4~1 厘米。花在长枝上单生或双生于叶腋，在短枝上则同叶簇生；花梗长 1~2 厘米，向顶端渐增粗。花萼长 3~4 毫米，通常 3 中裂或 4~5 齿裂，裂片多少有缘毛；花冠漏斗状，长 9~12 毫米，淡紫色，筒部向上骤然扩大，稍短于或近等于檐部裂片，5 深裂，裂片卵形，顶端圆钝，平展或稍向外反曲，边缘有缘毛，基部较显著；雄蕊较花冠稍短，或因花冠裂片外展而伸出花冠，花丝在近基部处密生一圈绒毛并交织成椭圆状的毛丛，与毛丛等高处的花冠筒内壁亦密生一环绒毛；花柱稍伸出雄蕊，上端弓弯，柱头绿色。浆果红色，卵状，栽培者可成长矩圆状或长椭圆状，顶端尖或钝，长 7~15 毫米，栽培者长可达 2.2 厘米，直径 5~8 毫米。种子扁肾脏形，长 2.5~3 毫米，黄色。花果期 6~11 月。

【采集加工】夏、秋季果实呈红色时采收，热风烘干，除去果梗，或晒至皮皱后，晒干，除去果梗。

【性味功能】叶：淡，凉；清热消肿；治牙痛，牙疳，湿疹，痔疮，疔，疖，痈。果实：甘，平；补肝明目，滋肾强筋；治头晕，腰膝酸软无力。

【用法用量】6~12 克，水煎服。

96 白 英

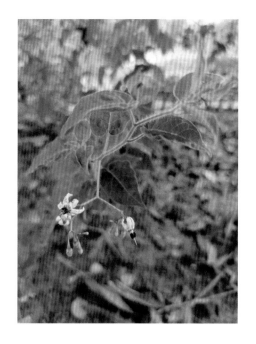

【别　　名】生毛菜、白毛藤、山甜菜、葫芦草、金线绿毛龟、毛菜。

【来　　源】茄科植物白英 *Solanum lyratum* Thunb. 的全草（白毛藤）、根（白毛藤根）。

【原 植 物】草质藤本，长 0.5~1 米，茎及小枝均密被具节长柔毛。叶互生，多数为琴形，长 3.5~5.5 厘米，宽 2.5~4.8 厘米，基部常 3~5 深裂，裂片全缘，侧裂片愈近基部的愈小，端钝，中裂片较大，通常卵形，先端渐尖，两面均被白色发亮的长柔毛，中脉明显，侧脉在下面较清晰，通常每边 5~7 条；少数在小枝上部的为心脏形，小，长 1~2 厘米；叶柄长 1~3 厘米，被有与茎枝相同的毛被。聚伞花序顶生或腋外生，疏花，总花梗长 2~2.5 厘米，被具节的长柔毛，花梗长 0.8~1.5 厘米，无毛，顶端稍膨大，基部具关节；萼环状，直径约 3 毫米，无毛，萼齿 5 枚，圆形，顶端具短尖头；花冠蓝紫色或白色，直径约 1.1 厘米，花冠筒隐于萼内，长约 1 毫米，冠檐长约 6.5 毫米，5 深裂，裂片椭圆状披针形，长约 4.5 毫米，先端被微柔毛；花丝长约 1 毫米，花药长圆形，长约 3 毫米，顶孔略向上；子房卵形，直径不及 1 毫米，花柱丝状，长约 6 毫米，柱头小，头状。浆果球状，成熟时红黑色，直径约 8 毫米；种子近盘状，扁平，直径约 1.5 毫米。花期夏秋季，果熟期秋末。

【采集加工】春至秋季采收，鲜用或晒干。

【性味功能】全草：甘、苦，寒；有小毒。清热利湿，消肿解毒。主治肝炎，肝硬化初期，黄疸，胆囊炎，急性肾炎，痢疾，小儿肝热，高热惊厥，带下，风火赤眼，背痈，项痈，疔，疖，带状疱疹。

【用法用量】15~30 克，水煎服；外用适量，捣烂敷或煎水洗患处。

97 脂麻

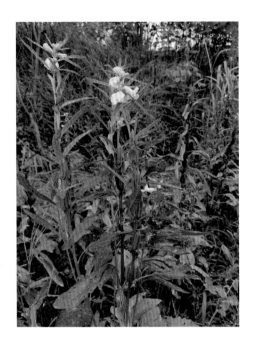

【别　　名】芝麻、胡麻、油麻。

【来　　源】胡麻科植物脂麻 *Sesamum indicum* L. 的种子（黑芝麻）。

【原 植 物】一年生直立草本。高 60~150 厘米，分枝或不分枝，中空或具有白色髓部，微有毛。叶矩圆形或卵形，长 3~10 厘米，宽 2.5~4 厘米，下部叶常掌状 3 裂，中部叶有齿缺，上部叶近全缘；叶柄长 1~5 厘米。花单生或 2~3 朵同生于叶腋内。花萼裂片披针形，长 5~8 毫米，宽 1.6~3.5 毫米，被柔毛。花冠长 2.5~3 厘米，筒状，直径 1~1.5 厘米，长 2~3.5 厘米，白色而常有紫红色或黄色的彩晕。雄蕊 4，内藏。子房上位，4 室（云南西双版纳栽培植物可至 8 室），被柔毛。蒴果矩圆形，长 2~3 厘米，直径 6~12 毫米，有纵棱，直立，被毛，分裂至中部或至基部。种子有黑白之分。花期夏末秋初。

【采集加工】秋季果实成熟时采割植株，晒干，打下种子，除去杂质，再晒干。

【性味功能】甘，平。补肝肾，益精血，润肠燥，通乳。用于头晕眼花，耳鸣耳聋，须发早白，病后脱发，肠燥便秘，妇人乳少。

【用法用量】9~15 克，水煎服。

98 车前

【别　　名】八卦草、车前草、蛤蟆草、蛤蟆衣、七根草、饭匙婆。

【来　　源】车前科植物车前 *Plantago asiatica* L. 的全草（车前草）。

【原 植 物】二年生或多年生草本。须根多数。根茎短，稍粗。叶基生呈莲座状，平卧、斜展或直立；叶片薄纸质或纸质，宽卵形至宽椭圆形，长 4~12 厘米，宽 2.5~6.5 厘米，先端钝圆至急尖，边缘波状、全缘或中部以下有锯齿、牙齿或裂齿，基部宽楔形或近圆形，多少下延，两面疏生短柔毛；脉 5~7 条；叶柄长 2~15（~27）厘米，基部扩大成鞘，疏生短柔毛。花序 3~10 个，直立或弓曲上升；花序梗长 5~30 厘米，有纵条纹，疏生白色短柔毛；穗状花序细圆柱状，长 3~40 厘米，紧密或稀疏，下部常间断；苞

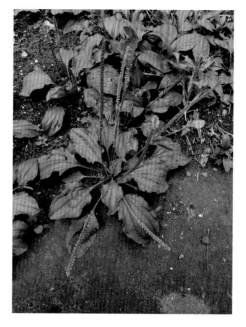

片狭卵状三角形或三角状披针形，长 2~3 毫米，长过于宽，龙骨突宽厚，无毛或先端疏生短毛。花具短梗；花萼长 2~3 毫米，萼片先端钝圆或钝尖，龙骨突不延至顶端，前对萼片椭圆形，龙骨突较宽，两侧片稍不对称，后对萼片宽倒卵状椭圆形或宽倒卵形。花冠白色，无毛，冠筒与萼片约等长，裂片狭三角形，长约 1.5 毫米，先端渐尖或急尖，具明显的中脉，于花后反折。雄蕊着生于冠筒内面近基部，与花柱明显外伸，花药卵状椭圆形，长 1~1.2 毫米，顶端具宽三角形突起，白色，干后变淡褐色。胚珠 7~15（~18）。蒴果纺锤状卵形、卵球形或圆锥状卵形，长 3~4.5 毫米，于基部上方周裂。种子 5~6（~12），卵状椭圆形或椭圆形，长（1.2~）1.5~2 毫米，具角，黑褐色至黑色，背腹面微隆起；子叶背腹向排列。花期 4~8 月，果期 6~9 月。

【采集加工】全年均可采收。晒干。

【性味功能】全草：甘，寒。车前子：苦，寒。清热利尿，止泻明目，化痰止咳。主治肾炎，肾盂肾炎，小便不利，膀胱炎，遗精，黄疸，痢疾，疟疾，肺炎，支气管炎，肺脓肿，鼻衄，高血压，尿血，鼻炎，结膜炎，急性喉炎，乳糜尿。

【用法用量】9~30 克，水煎服。

99 忍 冬

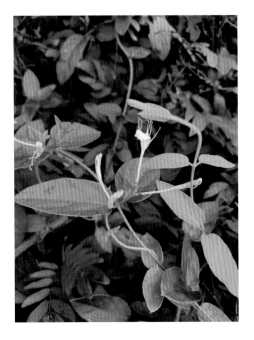

【别　　名】金银花、双花、双宝、忍冬藤。

【来　　源】忍冬科植物忍冬 *Lonicera japonica* Thunb. 的花（金银花）、茎枝（忍冬藤）。

【原 植 物】半常绿藤本；幼枝橘红褐色，密被黄褐色、开展的硬直糙毛、腺毛和短柔毛，下部常无毛。叶纸质，卵形至矩圆状卵形，有时卵状披针形，稀圆卵形或倒卵形，极少有1至数个钝缺刻，长 3~5（~9.5）厘米，顶端尖或渐尖，少有钝、圆或微凹缺，基部圆或近心形，有糙缘毛，上面深绿色，下面淡绿色，小枝上部叶通常两面均密被短糙毛，下部叶常平滑无毛而下面多少带青灰色；叶柄长 4~8 毫米，密被短柔毛。总花梗通常单生于小枝上部叶腋，与叶柄等长或稍较短，下方者则长达 2~4 厘米，密被短柔毛，并夹杂腺毛；苞片大，叶状，卵形至椭圆形，长达 2~3 厘米，两面均有短柔毛或有时近无毛；小苞片顶端圆形或截形，长约1毫米，为萼筒的 1/2~4/5，有短糙毛和腺毛；萼筒长约2毫米，无毛，萼齿卵状三角形或长三角形，顶端尖而有长毛，外面和边缘都有密毛；花冠白色，有时基部向阳面呈微红色，后变黄色，长（2~）3~4.5（~6）厘米，唇形，筒稍长于唇瓣，很少近等长，外被多少倒生的开展或半开展糙毛和长腺毛，上唇裂片顶端钝形，下唇带状而反曲；雄蕊和花柱均高出花冠。果实圆形，直径 6~7 毫米，熟时蓝黑色，有光泽；种子卵圆形或椭圆形，褐色，长约 3 毫米，中部有1凸起的脊，两侧有浅的横沟纹。花期 4~6 月（秋季亦常开花），果熟期 10~11 月。

【采集加工】花：夏初花开放前采收，干燥。

【性味功能】花：甘，寒；清热解毒；治感冒，中暑，肺炎，扁桃体炎，淋巴炎，痢疾，乳腺炎，阑尾炎，丹毒，疔，疖。茎枝：苦，微寒；功用与金银花相似，但清热解毒之力不及金银花，兼有清热疏风，通络止痛的功效，用于温病发热，风湿热痹等证。

【用法用量】花：6~15g，水煎服。茎枝：9~30g，水煎服。

100.
接骨草

【别　　名】七叶洋姜、陆英、七叶根、水椿皮、珍珠花、七叶黄香。

【来　　源】忍冬科植物接骨草 *Sambucus javanica* Blume 的根（接骨草）。

【原　植　物】高大草本或半灌木，高1~2米；茎有棱条，髓部白色。羽状复叶的托叶叶状或有时退化成蓝色的腺体；小叶2~3对，互生或对生，狭卵形，长6~13厘米，宽2~3厘米，嫩时上面被

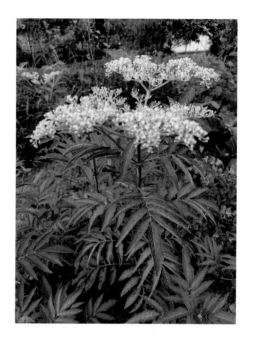

疏长柔毛，先端长渐尖，基部钝圆，两侧不等，边缘具细锯齿，近基部或中部以下边缘常有1或数枚腺齿；顶生小叶卵形或倒卵形，基部楔形，有时与第一对小叶相连，小叶无托叶，基部一对小叶有时有短柄。复伞形花序顶生，大而疏散，总花梗基部托以叶状总苞片，分枝3~5出，纤细，被黄色疏柔毛；杯形不孕性花不脱落，可孕性花小；萼筒杯状，萼齿三角形；花冠白色，仅基部联合，花药黄色或紫色；子房3室，花柱极短或几无，柱头3裂。果实红色，近圆形，直径3~4毫米；核2~3粒，卵形，长2.5毫米，表面有小疣状突起。花期4~5月，果熟期8~9月。

【采集加工】全年可采，洗净切碎，晒干或鲜用。

【性味功能】甘、微苦，平。根：活血散瘀，祛风活络。治跌打损伤，风湿痛，流火，遗精，带下，坐骨神经痛，痔疮，丹毒，糖尿病，咯血，肾炎水肿，腰膝酸痛。

【用法用量】15~30克，水煎服；外用适量，捣烂敷患处。

101

黄花败酱

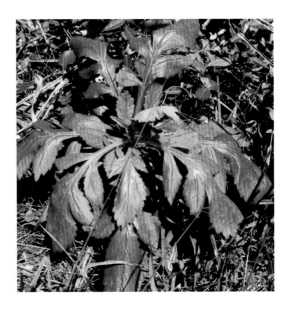

【别　　名】苦斋、苦苣、苦菜、败
酱草。

【来　　源】败酱科植物黄花败酱
Patrinia scabiosifolia Fisch.
ex Trev 的全草（败酱草）。

【原 植 物】多年生草本，高 50~130
厘米。根、茎有特殊臭
气。茎直立，黄绿色带
紫色，上部分枝。基生
叶丛生，卵状披针形，不分裂或羽状全裂，有长柄。茎生叶对生，具
短柄或近无柄，叶片羽状深裂，中央裂片较大，披针形，先端渐尖，
基部楔形，边缘具不整齐的大锯齿。聚伞花序呈伞房状，顶生或腋生。
花序基部苞片 1 对，条形。花萼短，5 齿不明显；花冠筒短黄色，上部
5 裂，内生白色长毛；雄蕊 4，子房下位，柱头头状。瘦果，椭圆形，
具三棱。花期 7~8 月，果期 9~10 月。

【采集加工】夏、秋季采收，全株拔起，除去泥沙，洗净，阴干或晒干。

【性味功能】苦，凉。清热解毒，排脓。主治急性阑尾炎，胃溃疡，肠伤寒，肺结核，
咽喉痛，痢疾，产后瘀血痛，小儿惊风，痈，疔，外伤肿痛。

【用法用量】6~15 克，水煎服。

102.

攀倒甑

【别　　名】苦斋、苦苣、苦菜、败酱草、白花败酱。

【来　　源】败酱科植物攀倒甑 *Patrinia villosa* (Thunb.) Dufr. 的全草（败酱）。

【原 植 物】多年生草本，高 50~100（~120）厘米。地下根状茎长而横走，偶在地
表匍匐生长；茎密被白色倒生粗毛或仅沿二叶柄相连的侧面具纵列倒生
短粗伏毛，有时几无毛。基生叶丛生，叶片卵形、宽卵形或卵状披针

形至长圆状披针形，长 4~10（~25）厘米，宽 2~5（~18）厘米，先端渐尖，边缘具粗钝齿，基部楔形下延，不分裂或大头羽状深裂，常有 1~2（有 3~4）对生裂片，叶柄较叶片稍长；茎生叶对生，与基生叶同形，或菱状卵形，先端尾状渐尖或渐尖，基部楔形下延，边缘具粗齿，上部叶较窄小，常不分裂，上面均鲜绿色或浓绿色，背面绿白色，两面被糙伏毛或近

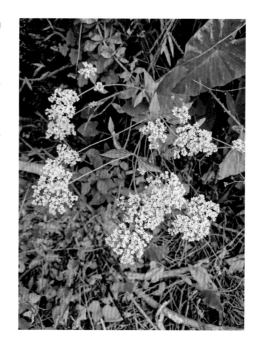

无毛；叶柄长 1~3 厘米，上部叶渐近无柄。由聚伞花序组成顶生圆锥花序或伞房花序，分枝达 5~6 级，花序梗密被长粗糙毛或仅二纵列粗糙毛；总苞叶卵状披针形至线状披针形或线形；花萼小，萼齿 5，浅波状或浅钝裂状，长 0.3~0.5 毫米，被短糙毛，有时疏生腺毛；花冠钟形，白色，5 深裂，裂片不等形，卵形、卵状长圆形或卵状椭圆形，长（0.75~）1.25~2 毫米，宽 1.1~1.65（~1.75）毫米，蜜囊顶端的裂片常较大，冠筒常比裂片稍长，长 1.5~2.25（~2.6）毫米，宽 1.7~2.3 毫米，内面有长柔毛，筒基部一侧稍囊肿；雄蕊 4，伸出；子房下位，花柱较雄蕊稍短。瘦果倒卵形，与宿存增大苞片贴生；果苞倒卵形、卵形、倒卵状长圆形或椭圆形，有时圆形，长（2.8~）4~5.5（~6.5）毫米，宽（2.5~）4~5.5（~8）毫米，顶端钝圆，不分裂或微 3 裂，基部楔形或钝，网脉明显，具主脉 2 条，极少有 3 条的，下面中部 2 主脉内有微糙毛。花期 8~10 月，果期 9~11 月。

【采集加工】夏、秋季采收，全株拔起，除去泥沙，洗净，阴干或晒干。

【性味功能】苦，凉。清热解毒，排脓。主治急性阑尾炎，胃溃疡，肠伤寒，肺结核，咽喉痛，痢疾，产后瘀血痛，小儿惊风，痈，疔，外伤肿痛。

【用法用量】6~15 克，水煎服。

103.

金钱豹

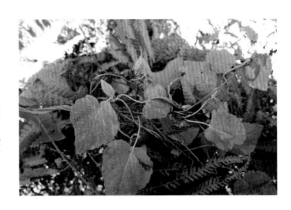

【别　　名】土党参、孩子挂。

【来　　源】桔梗科植物金钱豹
Campanumoea javanica
Bl. 的根（金钱豹）。

【原　植　物】草质缠绕藤本，具乳汁，
具胡萝卜状根。茎无毛，多分枝。叶对生，极少互生的，具长柄，叶片心形或心状卵形，边缘有浅锯齿，极少全缘的，长3~11厘米，宽2~9厘米，无毛或有时背面疏生长毛。花单朵生叶腋，各部无毛，花萼与子房分离，5裂至近基部，裂片卵状披针形或披针形，长1~1.8厘米；花冠上位，白色或黄绿色，内面紫色，钟状，裂至中部；雄蕊5枚；柱头4~5裂，子房和蒴果5室。浆果黑紫色、紫红色，球状。种子不规则，常为短柱状，表面有网状纹饰。

【采集加工】以秋、冬采集为好，采后不要立即水洗，以免折断，待根内缩水变软后再洗净蒸熟，晒干。

【性味功能】甘、微苦，平。补中益气，润肺生津，祛痰止咳。用于肾虚泄泻，肺虚咳嗽，小儿疳积，乳汁稀少。

【用法用量】内服：煎汤，15~30克；干品9~15克。外用：鲜品适量，捣烂敷。

104.

艾

【别　　名】艾蒿、白蒿、五月艾。

【来　　源】菊科植物艾 *Artemisia argyi* Lévl. et Van. 的叶（艾叶）。

【原　植　物】多年生草本或略成半灌木状，植株有浓烈香气。主根明显，略粗长，直径达1.5厘米，侧根多；常有横卧地下根状茎及营养枝。茎单生或少数，高80~150（~250）厘米，有明显纵棱，褐色或灰黄褐色，基部稍木质化，上部草质，并有少数短的分枝，枝长3~5厘米；茎、枝均被灰色蛛丝状柔毛。叶厚纸质，上面被灰白色短柔毛，并有白色腺点与

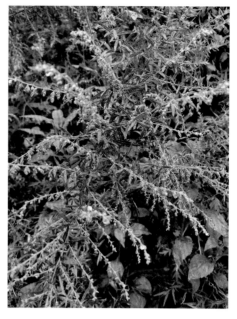

小凹点，背面密被灰白色蛛丝状密绒毛；基生叶具长柄，花期萎谢；茎下部叶近圆形或宽卵形，羽状深裂，每侧具裂片2~3枚，裂片椭圆形或倒卵状长椭圆形，每裂片有2~3枚小裂齿，干后背面主、侧脉多为深褐色或锈色，叶柄长0.5~0.8厘米；中部叶卵形、三角状卵形或近菱形，长5~8厘米，宽4~7厘米，一至二回羽状深裂至半裂，每侧裂片2~3枚，裂片卵形、卵状披针形或披针形，长2.5~5厘米，宽1.5~2厘米，不再分裂或每侧有1~2枚缺齿，叶基部宽楔形渐狭成短柄，叶脉明显，在背面凸起，干时锈色，叶柄长0.2~0.5厘米，基部通常无假托叶或极小的假托叶；上部叶与苞片叶羽状半裂、浅裂或3深裂或3浅裂，或不分裂，而为椭圆形、长椭圆状披针形、披针形或线状披针形。头状花序椭圆形，直径2.5~3（~3.5）毫米，无梗或近无梗，每数枚至10余枚在分枝上排成小型的穗状花序或复穗状花序，并在茎上通常再组成狭窄、尖塔形的圆锥花序，花后头状花序下倾；总苞片3~4层，覆瓦状排列，外层总苞片小，草质，卵形或狭卵形，背面密被灰白色蛛丝状绵毛，边缘膜质，中层总苞片较外层长，长卵形，背面被蛛丝状绵毛，内层总苞片质薄，背面近无毛；花序托小；雌花6~10朵，花冠狭管状，檐部具2裂齿，紫色，花柱细长，伸出花冠外甚长，先端2叉；两性花8~12朵，花冠管状或高脚杯状，外面有腺点，檐部紫色，花药狭线形，先端附属物尖，长三角形，基部有不明显的小尖头，花柱与花冠近等长或略长于花冠，先端2叉，花后向外弯曲，叉端截形，并有睫毛。瘦果长卵形或长圆形。花果期7~10月。

【采集加工】夏季花未开时采摘，除去杂质，晒干。

【性味功能】苦、辛，温。散寒，除湿，温经，止血，安胎。用于崩漏，先兆流产，痛经，月经不调，湿疹，皮肤瘙痒；外用于关节酸痛，腹中冷痛，湿疹，疥癣。

【用法用量】3~9克，水煎服。

105.
白苞蒿

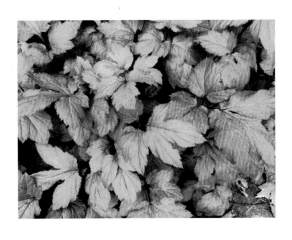

【别　　名】乌冬菜、泥鳅菜、鳅菜、珍珠菊、土鳅菜、甜菜了。

【来　　源】菊科植物白苞蒿 *Artemisia lactiflora* Wall. ex DC. 的全草（鸭脚艾）。

【原 植 物】多年生草本。主根明显，侧根细而长；根状茎短，直径4~8（~15）毫米。茎通常单生，直立，稀2至少数集生，高50~150（~200）厘米，绿褐色或深褐色，纵棱稍明显；上半部具开展、纤细、着生头状花序的分枝，枝长5~15（~25）厘米；茎、枝初时微有稀疏、白色的蛛丝状柔毛，后脱落无毛。叶薄纸质或纸质，上面初时有稀疏、不明显的腺毛状的短柔毛，背面初时微有稀疏短柔毛，后脱落无毛；基生叶与茎下部叶宽卵形或长卵形，二回或一至二回羽状全裂，具长叶柄，花期叶多凋谢；中部叶卵圆形或长卵形，长5.5~12.5（~14.5）厘米，宽4.5~8.5（~12）厘米，二回或一至二回羽状全裂，稀少深裂，每侧有裂片3~4（~5）枚，裂片或小裂片形状变化大，卵形、长卵形、倒卵形或椭圆形，基部与侧边中部裂片最大，长2~8厘米，宽1~3厘米，先端渐尖、长尖或钝尖，边缘常有细裂齿或锯齿或近全缘，中轴微有狭翅，叶柄长2~5厘米，两侧有时有小裂齿，基部具细小的假托叶；上部叶与苞片叶略小，羽状深裂或全裂，边缘有小裂齿或锯齿。头状花序长圆形，直径1.5~2.5（~3）毫米，无梗，基部无小苞叶，在分枝的小枝上数枚或10余枚排成密穗状花序，在分枝上排成复穗状花序，而在茎上端组成开展或略开展的圆锥花序，稀为狭窄的圆锥花序；总苞片3~4层，半膜质或膜质，背面无毛，外层总苞片略短小，卵形，中、内层总苞片长圆形、椭圆形或近倒卵状披针形；雌花 3~6 朵，花冠狭管状，檐部具 2 裂齿，花柱细长，先端 2 叉，叉端钝尖；两性花 4~10 朵，花冠管状，花药椭圆形，先端附属物尖，长三角形，基部圆钝，花柱近与花冠等长，先端 2 叉，叉端截形，有睫毛。瘦果倒卵形或倒卵状长圆形。花果期 8~11 月。

【采集加工】夏、秋季采收，除去杂质，鲜用或晒干。

【性味功能】辛、苦，微温。活血通经，祛风止痒。主治闭经，痛经，产后瘀血痛，带下，癥瘕，疝气，脚气，阴疽肿毒，跌打损伤，创伤出血，小儿胎毒，荨麻疹，湿疹。

【用法用量】内服：煎汤，10~15 克，鲜品加倍；或捣汁饮。外用：适量，捣烂敷或汁涂；研末撒或调敷。

106.
野艾蒿

【别　　名】艾、大叶艾蒿。

【来　　源】菊科植物野艾蒿 *Artemisia lavandulifolia* DC. 的叶（野艾蒿）。

【原 植 物】多年生草本。稀亚灌木状；茎成小丛，稀单生，高达 1.2 米，分枝多；茎、枝被灰白色蛛丝状柔毛；叶：叶上面具密集白色腺点及小凹点，初疏被灰白色蛛丝状柔毛，下面除中脉外密被灰白色密绵毛；基生叶与茎下部叶宽卵形或近圆形，长 8~13 厘米，二回羽状全裂或一回全裂，二回深裂；中部叶卵形、长圆形或近圆形，长 6~8 厘米，一或二回羽状深裂，每侧裂片 2~3，裂片椭圆形或长卵形，具 2~3 线状披针形或披针形小裂片或深裂齿，边缘反卷，叶柄长 1~2（~3）厘米，基部有羽状分裂小假托叶；上部叶羽状全裂；苞片叶 3 全裂或不裂；花：头状花序极多数，椭圆形或长圆形，径 2~2.5 毫米，排成密穗状或复穗状花序，

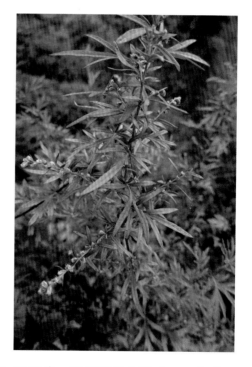

在茎上组成圆锥花序；总苞片背面密被灰白色或灰黄色蛛丝状柔毛：雌花 4~9；两性花 10~20，花冠檐部紫红色；瘦果长卵圆形或倒卵圆形。花果期 8~10 月。

【采集加工】夏、秋季采收，鲜用或晒干。

【性味功能】辛、苦，温。散寒除湿，温经止血，安胎。用于崩漏，先兆流产，痛经，月经不调，湿疹，皮肤瘙痒等。

【用法用量】3~10 克，水煎服；外用适量，捣烂敷或煎水洗患处。

107.
野茼蒿

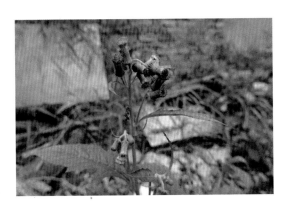

【别　　名】革命菜、红军草、安南草、金黄花草、皇爷膏、假苦荠、解放草。

【来　　源】菊科植物野茼蒿 *Crassocephalum crepidioides* (Benth.) S. Moore 的全草（野木耳菜）。

【原 植 物】直立草本，高 20~120 厘米。茎有纵条棱，无毛叶膜质，椭圆形或长圆状椭圆形，长 7~12 厘米，宽 4~5 厘米，顶端渐尖，基部楔形，边缘有不规则锯齿或重锯齿，或有时基部羽状裂，两面无或近无毛；叶柄长 2~2.5 厘米。头状花序数个在茎端排成伞房状，直径约 3 厘米，总苞钟状，长 1~1.2 厘米，基部截形，有数枚不等长的线形小苞片；总苞片 1 层，线状披针形，等长，宽约 1.5 毫米，具狭膜质边缘，顶端有簇状毛，小花全部管状，两性，花冠红褐色或橙红色，檐部 5 齿裂，花柱基部呈小球状，分枝，顶端尖，被乳头状毛。瘦果狭圆柱形，赤红色，有肋，被毛；冠毛极多数，白色，绢毛状，易脱落。花期 7~12 月。

【采集加工】夏季采收，鲜用或晒干。

【性味功能】微苦，凉。清热解毒，健脾利湿。主治消化不良，坏血病，脚气病，水肿，腮腺炎，乳腺炎，痈疽疔毒。

【用法用量】内服：煎汤，30~60 克；或绞汁。外用：适量，捣敷。

108.
地胆草

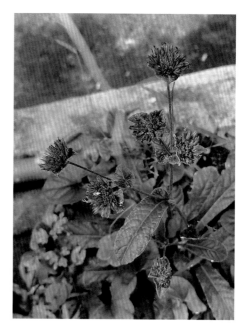

【别　　名】丁公秋、地冬秋、地胆头、磨地胆、鹿耳草、疔疮药、地苦胆、苦地胆。

【来　　源】菊科植物地胆草 *Elephantopus scaber* L. 的根（苦地胆根）或全草（苦地胆）。

【原 植 物】根状茎平卧或斜升，具多数纤维状根；茎直立，高 20~60 厘米，基部径 2~4 毫米，常多少二歧分枝，稍粗糙，密被白色贴生长硬毛；基部叶花期生存，莲座状，匙形或倒披针状匙形，长 5~18 厘米，宽 2~4 厘米，顶端圆钝，或具短尖，基部渐狭成宽短柄，边缘具圆齿状锯齿；茎叶少数而小，倒披针形或长圆状披针形，向上渐小，全部叶上面被疏长糙毛，下面密被长硬毛和腺点；头状花序多数，在茎或枝端束生的团球状的复头状花序，基部被 3 个叶状苞片所包围；苞片绿色，草质，宽卵形或长圆状卵形，长 1~1.5 厘米，宽 0.8~1 厘米，顶端渐尖，具明显凸起的脉，被长糙毛和腺点；总苞狭，长 8~10 毫米，宽约 2 毫米；总苞片绿色或上端紫红色，长圆状披针形，顶端渐尖而具刺尖，具 1 或 3 脉，被短糙毛和腺点，外层长 4~5 毫米，内层长约 10 毫米；花 4 个，淡紫色或粉红色，花冠长 7~9 毫米，管部长 4~5 毫米；瘦果长圆状线形，长约 4 毫米，顶端截形，基部缩小，具棱，被短柔毛；冠毛污白色，具 5 稀 6 条硬刚毛，长 4~5 毫米，基部宽扁。花期 7~11 月。

【采集加工】全年均可采收，鲜用或晒干。

【性味功能】全草：苦，凉；清热解毒，利尿消肿；用于感冒，痢疾，吐泻，乳蛾，咽喉痛，水肿，目赤红痛，疔肿。根：苦，凉；清热，除湿，解毒；用于中暑发热，温毒发斑，赤痢，头风，风火牙痛，痈肿。

【用法用量】6~15 克，水煎服；外用鲜品适量，捣烂敷患处。

109.
毛大丁草

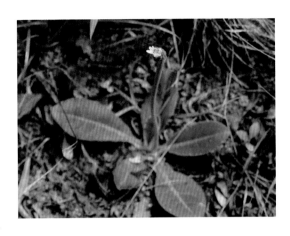

【别　　名】一枝香。

【来　　源】菊科植物毛大丁草 *Gerbera piloselloides* (Linn.) Cass. 的根（毛大丁草根）或全草（毛大丁草）。

【原 植 物】多年生草本。全株密被白色绵毛，根状茎短，具较粗的须根。叶基生，莲座状，叶片倒卵形、倒卵状长圆形或长圆形，先端圆，基部渐狭或钝，全缘，上面被疏粗毛，老时脱毛，下面密被白色蛛丝状绵毛，边缘有灰锈色睫毛。花葶单生或有时数个丛生，通常长 15~30 厘米；头状花序单生于花葶之顶。瘦果纺锤形，具 6 纵棱，被白色细刚毛。花期 5~6 月，果期 8~9 月。

【采集加工】夏、秋季采收，鲜用或晒干。

【性味功能】苦，辛，平。宣肺，止咳，发汗，利水，行气，活血。用于伤风咳嗽，哮喘，水肿，胀满，小便不通，小儿食积，妇人经闭，跌打损伤，痈疽，疔疮，流注。

【用法用量】6~15 克，水煎服；外用鲜品适量，捣烂敷患处。

110.
鼠麴草

【别　　名】黄曲艾、田艾、清明菜、拟鼠麴草、鼠曲草、秋拟鼠麴草。

【来　　源】菊科植物鼠麴草 *Pseudognaphalium affine* (D. Don) Anderberg 的全草（鼠曲草）。

【原 植 物】一年生草本植物。茎高可达 40 厘米或更高，上部不分枝，有沟纹，叶无柄，叶片匙状倒披针形或倒卵状匙形，上面常较薄，叶脉下面不明显。头状花序较多或较少数，花黄色至淡黄色；总苞钟形，总苞片金黄色或柠檬黄色，膜质，有光泽，外层倒卵形或匙状倒卵形，花托中央稍凹入，无毛。雌花多数，花冠细管状，花冠顶端扩大，裂

片无毛。三角状渐尖，瘦果倒
卵形或倒卵状圆柱形，1~4月
开花，8~11月结果。

【采集加工】春、夏季采收，洗净鲜用或
晒干。

【性味功能】甘，平。止咳祛痰，健脾和胃。
主治慢性支气管炎，水肿，胃
痛，腹泻，蚕豆病，急性溶血症，
鼻疔，对口疮。

【用法用量】内服：9~15克。外用：适量，
鲜品捣烂敷患处。

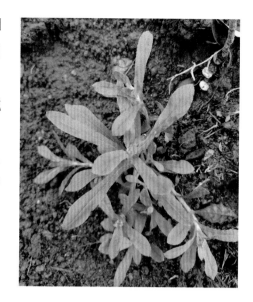

111. 红凤菜

【别　　名】南江苋、落功苋、紫背菜、血
匹菜、观音苋、木耳菜、血
皮菜。

【来　　源】菊科植物红凤菜 *Gynura bicolor*
(Roxb. ex Willd.) DC.的全草(红
凤菜)。

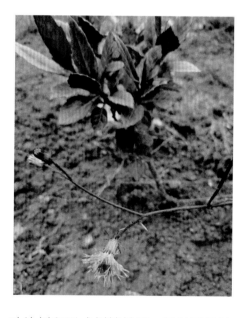

【原 植 物】多年生草本，高50~100厘米，
全株无毛。茎直立，柔软，基
部稍木质，上部有伞房状分枝，
干时有条棱。叶具柄或近无柄。叶片倒卵形或倒披针形，稀长圆状披
针形，长5~10厘米，宽2.5~4厘米，顶端尖或渐尖，基部楔状渐狭成
具翅的叶柄，或近无柄而多少扩大，但不形成叶耳。边缘有不规则的
波状齿或小尖齿，稀近基部羽状浅裂，侧脉7~9对，弧状上弯，上面
绿色，下面干时变紫色，两面无毛；上部和分枝上的叶小，披针形至
线状披针形，具短柄或近无柄。头状花序多数直径10毫米，在茎、枝
端排列成疏伞房状；花序梗细，长3~4厘米，有1~2（~3）丝状苞片。

总苞狭钟状，长 11~15 毫米，宽 8~10 毫米，基部有 7~9 个线形小苞片；总苞片 1 层，约 13 个，线状披针形或线形，长 11~15 毫米，宽 0.9~1.5（~2）毫米，顶端尖或渐尖，边缘干膜质，背面具 3 条明显的肋，无毛。小花橙黄色至红色，花冠明显伸出总苞，长 13~15 毫米，管部细，长 10~12 毫米；裂片卵状三角形；花药基部圆形，或稍尖；花柱分枝钻形，被乳头状毛。瘦果圆柱形，淡褐色，长约 4 毫米，具 10~15 肋，无毛；冠毛丰富，白色，绢毛状，易脱落。花果期 5~10 月。

【采集加工】全年均可采收，鲜用或晒干。

【性味功能】淡、温。行气活血。用于产后瘀血腹痛，血崩，疟疾。全草（观音苋）：微甘、辛，平。活血止血，解毒消肿。用于痛经，血崩，咯血，创伤出血，溃疡久不收口。

【用法用量】内服：煎汤，10~30 克，鲜品 30~90 克。外用：适量，鲜品捣敷；或研末撒。

112.

马 兰

【别　　名】白菊花、蜒蜞菊、田菊、蓝花菊、田头菊、田茶菊。

【来　　源】菊科植物马兰 *Aster indicus* L. 的全草（马兰）。

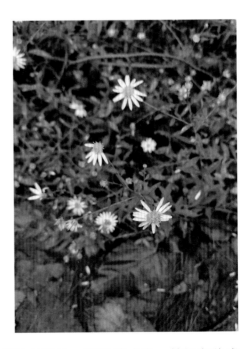

【原 植 物】多年生草本。根状茎有匍匐枝，有时具直根。茎直立，高 30~70 厘米，上部有短毛，上部或从下部起有分枝。基部叶在花期枯萎；茎部叶倒披针形或倒卵状矩圆形，长 3~6 厘米、稀达 10 厘米，宽 0.8~2 厘米、稀达 5 厘米，顶端钝或尖，基部渐狭成具翅的长柄，边缘从中部以上具有小尖头的钝或尖齿或有羽状裂片，上部叶小，全缘，基部急狭无柄，全部叶稍薄质，两面或上面有疏微毛或近无毛，边缘及下面沿脉有短粗毛，中脉在下面凸起。头状花序单生于枝端并排列成疏伞房状。总苞半球形,径6~9毫米,长4~5毫米;总苞片2~3层,覆瓦状排列;外层倒披针形,长2毫米,内层倒披针状矩圆形,长达4毫米,顶端钝或稍尖,上部草质,有疏短毛,边缘膜质,有缘毛。花托圆锥形。舌状花1层,15~20个,管部长1.5~1.7毫米;舌片浅紫色,长达10毫米,宽1.5~2毫米;管状花长3.5毫米,管部长1.5毫米,被短密毛。瘦果倒卵状矩圆形,极扁,长1.5~2毫米,宽1毫米,褐色,边缘浅色而有厚肋,上部被腺及短柔毛。冠毛长0.1~0.8毫米,弱而易脱落,不等长。花期5~9月,果期8~10月。

【采集加工】夏、秋季采收,鲜用或晒干。

【性味功能】微辛,凉。清热解毒,活血消肿。主治咽喉肿痛,胃及十二指肠溃疡,急性传染性肝炎,吐血,咯血,衄血,水肿,小便淋痛,白浊,急性睾丸炎,慢性肾炎,河鲀鱼中毒,急性结膜炎,乳腺炎,疔疮痈肿,带状疱疹,狂犬及毒蛇咬伤,跌打损伤。

【用法用量】10~30克,水煎服;外用适量,捣烂敷或煎水洗患处。

113.

蒲公英

【别　　名】婆婆丁、黄花地丁、婆补丁、黄草地丁、浆浆菜、奶奶草、大号兔草。

【来　　源】菊科植物蒲公英 *Taraxacum mongolicum* Hand. -Mazz. 的全草(蒲公英)。

【原 植 物】多年生草本。根圆柱状,黑褐色,粗壮。叶倒卵状披针形、倒披针形或长圆状披针形,长4~20厘米,宽1~5厘米,先端钝或急尖,边缘有时具波状齿或羽状深裂,有时倒向羽状深裂或大头羽状深裂,顶端裂片较大,三角形或三角状戟形,全缘或具齿,每侧裂片3~5片,裂片三角形或三角状披针形,通常具齿,平展或倒向,

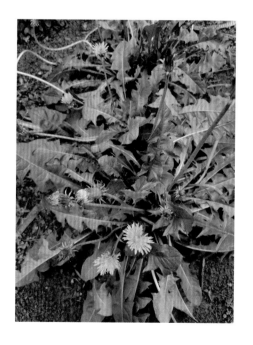

裂片间常夹生小齿，基部渐狭成叶柄，叶柄及主脉常带红紫色，疏被蛛丝状白色柔毛或几无毛。花葶1至数个，与叶等长或稍长，高10~25厘米，上部紫红色，密被蛛丝状白色长柔毛；头状花序直径30~40毫米；总苞钟状，长12~14毫米，淡绿色；总苞片2~3层，外层总苞片卵状披针形或披针形，长8~10毫米，宽1~2毫米，边缘宽膜质，基部淡绿色，上部紫红色，先端增厚或具小到中等的角状突起；内层总苞片线状披针形，长10~16毫米，宽2~3毫米，先端紫红色，具小角状突起；舌状花黄色，舌片长约8毫米，宽约1.5毫米，边缘花舌片背面具紫红色条纹，花药和柱头暗绿色。瘦果倒卵状披针形，暗褐色，长4~5毫米，宽1~1.5毫米，上部具小刺，下部具成行排列的小瘤，顶端逐渐收缩为长约1毫米的圆锥至圆柱形喙基，喙长6~10毫米，纤细；冠毛白色，长约6毫米。花期4~9月，果期5~10月。

【采集加工】春至秋季花初开时采挖，除去杂质，洗净，晒干。

【性味功能】甘、苦，寒。清热解毒，消肿散结，利尿通淋，止痛。用于急性乳痈，目赤，胃炎，肝炎，胆囊炎，小便淋痛，瘰疬，疔毒。

【用法用量】10~15克，水煎服。外用鲜品适量，捣敷；或煎汤熏洗患处。

114.
羊耳菊

【别　　名】乌根、白牛胆、白头翁、观音茶、羊仔耳。

【来　　源】菊科植物羊耳菊 *Duhaldea cappa* (Buch.-Ham. ex D. Don) Pruski & Anderb. 的根（白牛胆根）。

【原 植 物】亚灌木。根状茎粗壮，多分枝。茎直立，高70~200厘米，粗壮，全部被污白色或浅褐色绢状或棉状密茸毛，上部或从中部起有分枝，全部有多少密生

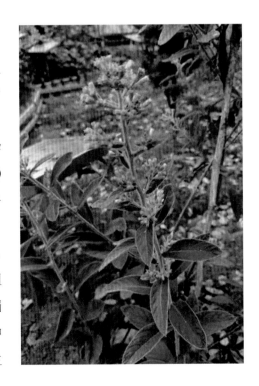

的叶；下部叶在花期脱落后留有被白色或污白色棉毛的腋芽。叶多少开展，长圆形或长圆状披针形；中部叶长10~16厘米，有长约0.5厘米的柄，上部叶渐小近无柄；全部叶基部圆形或近楔形，顶端钝或急尖，边缘有小尖头状细齿或浅齿，上面被基部疣状的密糙毛，沿中脉被较密的毛，下面被白色或污白色绢状厚茸毛；中脉和10~12对侧脉在下面高起，网脉明显。头状花序倒卵圆形，宽5~8毫米，多数密集于茎和枝端成聚伞圆锥花序；被绢状密茸毛。有线形的苞叶。总苞近钟形，长5~7毫米；总苞片约5层，线状披针形，外层较内层短3~4倍，顶端稍尖，外面被污白色或带褐色绢状茸毛。小花长4~5.5毫米；边缘的小花舌片短小，有3~4裂片，或无舌片而有4个退化雄蕊；中央的小花管状，上部有三角卵圆形裂片；冠毛污白色，约与管状花花冠同长，具20余个糙毛。瘦果长圆柱形，长约1.8毫米，被白色长绢毛。花期6~10月，果期8~12月。

【采集加工】立夏后采挖，洗净，鲜用或晒干。

【性味功能】辛、微苦，微温。祛风，利湿，行气。用于头痛，胃痛，肺结核，肝炎，痢疾，水肿，丝虫病引起淋巴管炎，风湿关节痛，带下，刀伤，疔等。

【用法用量】内服：煎汤，15~30克。外用：适量，研末撒敷。

115.
韭

【别　　名】韭菜、久菜。

【来　　源】百合科植物韭 *Allium tuberosum* Rottler ex Spreng. 的全草（韭菜）、种子（韭菜子）、根（韭根）。

【原 植 物】具倾斜的横生根状茎。鳞茎簇生，近圆柱状；鳞茎外皮暗黄色至黄褐色，破裂成纤维状，呈网状或近网状。叶条形，扁平，实心，比花葶短，宽1.5~8

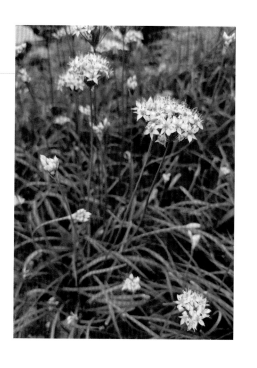

毫米，边缘平滑。花葶圆柱状，常具2纵棱，高25~60厘米，下部被叶鞘；总苞单侧开裂，或2~3裂，宿存；伞形花序半球状或近球状，具多但较稀疏的花；小花梗近等长，比花被片长2~4倍，基部具小苞片，且数枚小花梗的基部又为1枚共同的苞片所包围；花白色；花被片常具绿色或黄绿色的中脉，内轮的矩圆状倒卵形，稀为矩圆状卵形，先端具短尖头或钝圆，长4~7（~8）毫米，宽2.1~3.5毫米，外轮的常较窄，矩圆状卵形至矩圆状披针形，先端具短尖头，长4~7（~8）毫米，宽1.8~3毫米；花丝等长，为花被片长度的2/3~4/5，基部合生并与花被片贴生，合生部分高0.5~1毫米，分离部分狭三角形，内轮的稍宽；子房倒圆锥状球形，具3圆棱，外壁具细的疣状突起。花果期7~9月。全国广泛栽培，亦有野生植株，但北方的为野化植株。原产亚洲东南部。现在世界上已普遍栽培。叶、花葶和花均作蔬菜食用；种子入药。

【采集加工】四季可采，鲜用。

【性味功能】根：辛，温；温中，行气，散瘀，解毒；主治里寒腹痛，食积腹胀，胸痹疼痛，赤白带下，衄血，吐血，漆疮，疮癣，跌打损伤。叶：辛，温；补肾，温中，行气，散瘀，解毒；主治肾虚阳痿，里寒腹痛，噎膈反胃，胸痹疼痛，衄血，吐血，痢疾，痔疮，痈疮肿毒，漆疮，跌打损伤。种子：辛、甘，温；补益肝肾，壮阳固精；主治肾虚阳痿，腰膝酸软，遗精，尿频，尿浊，带下清稀。

【用法用量】内服：捣汁饮，60~120克；或煮粥、炒熟、做羹。外用：适量，捣敷；煎水熏洗；热熨。

116.
石刁柏

【别　　名】芦笋、露笋。

【来　　源】百合科植物石刁柏 *Asparagus officinalis* L.的嫩茎（石刁柏）。

【原 植 物】直立草本，高可达1米。根粗2~3毫米。茎平滑，

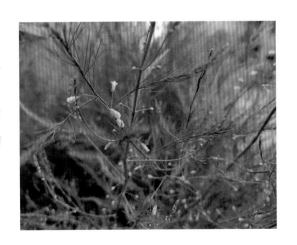

上部在后期常俯垂，分枝较柔弱。叶状枝每 3~6 枚成簇，近扁的圆柱形，略有钝棱，纤细，常稍弧曲，长 5~30 毫米，粗 0.3~0.5 毫米；鳞片状叶基部有刺状短距或近无距。花每 1~4 朵腋生，绿黄色；花梗长 8~12（~14）毫米，关节位于上部或近中部；雄花：花被长 5~6 毫米；花丝中部以下贴生于花被片上；雌花较小，花被长约 3 毫米。浆果直径 7~8 毫米，熟时红色，有 2~3 颗种子。花期 5~6 月，果期 9~10 月。

【采集加工】4~5 月采收嫩茎，随即采取保鲜措施，防止日晒、脱水。

【性味功能】微甘，平。清热利湿，活血散结。用于肝炎，银屑病，高脂血症，淋巴瘤，膀胱癌，乳腺癌，皮肤癌。

【用法用量】15~30 克，水煎服。

117.
萱　草

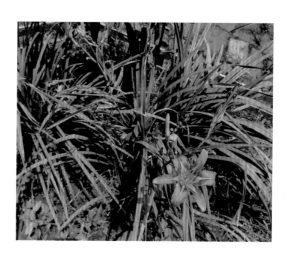

【别　　名】金针菜、黄花菜、金针菜根、鹿葱、宜男草。

【来　　源】百合科植物萱草 *Hemerocallis fulva* (L.) L. 的花、根（萱草）。

【原 植 物】萱草在我国有悠久的栽培历史，早在两千多年前的《诗经魏风》中就有记载。后来的许多植物学著作中，如《救荒本草》《花镜》《本草纲目》等多有记述。别名有鹿葱、川草花、忘郁、丹棘等。《花镜》中还首次记载了重瓣萱草，并指出它的花有毒，不可食用。由于长期的栽培，萱草的类型极多，如叶的宽窄、质地，花的色泽，花被管的长短，花被裂片的宽窄等变异很大，不易划分，加上各地常有栽培后逸为野生的，分布区也难以判断。李时珍早就注意到，在不同土质上栽培的萱草，花的质地，色泽的深浅和花期的长短是有变化的。这是正确的。如果只根据少数栽培植株的某些差异来进行分类，则不甚可靠。林奈在发表本种时，曾说是杂种，后来又说来自中国。他所根据的植物可能是欧洲广泛栽培的一个品种（在欧洲虽然有野生萱草，但是从未见关于果实的记载），但究竟是否自我国引去，已无从查考。我们认为，在长期而又广泛栽培的情况下，要考虑到种以下多半系品种这个可能性，因而不宜轻率地定为种或变种。本种的主要特征是：根近肉质，中下部有纺锤状膨大；叶一般较宽；花早上开晚上凋谢，无香味，橘红色至橘黄色，内花被裂片下部一般有"∧"形彩斑。这些特征可以区别于本国产的其他种类。花果期为5~7月。

【采集加工】全年均可采收，鲜用或晒干。

【性味功能】根：甘，凉，有毒；清热利湿，凉血止血，解毒消肿；主治黄疸，水肿，淋浊，带下，衄血，便血，崩漏，瘰疬，乳痈，乳汁不通。嫩苗：甘，凉；清热利湿；主治胸膈烦热，黄疸，小便短赤。

【用法用量】6~9克，水煎服；外用鲜品适量，捣烂敷患处。

118.
野百合

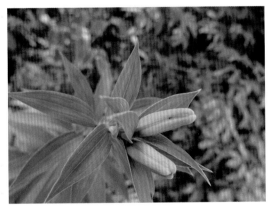

【别　　名】百合、喇叭花、炖蛋花、步芦花。

【来　　源】百合科植物野百合 *Lilium brownii* F. E. Br. ex Miellez 的肉质鳞叶（百合）。

【原 植 物】鳞茎球形，直径2~4.5厘米；鳞片披针形，长1.8~4厘米，宽0.8~1.4厘米，无节，白色。茎高0.7~2米，有的有紫色条纹，有的下部有小乳头状突起。叶散生，通常自下向上渐小，披针形、窄披针形至条形，长7~15厘米，宽（0.6~）1~2厘米，先端渐尖，基部渐狭，具5~7脉，全缘，两面无毛。花单生或几朵排成近伞形；花梗长3~10厘米，稍弯；苞片披针形，长3~9厘米，宽0.6~1.8厘米；花喇叭形，有香气，乳白色，外面稍带紫色，无斑点，向外张开或先端外弯而不卷，长13~18厘米；外轮花被片宽2~4.3厘米，先端尖；内轮花被片宽3.4~5厘米，蜜腺两边具小乳头状突起；雄蕊向上弯，花丝长10~13厘米，中部以下密被柔毛，少有具稀疏的毛或无毛；花药长椭圆形，长1.1~1.6厘米；子房圆柱形，长3.2~3.6

厘米，宽 4 毫米，花柱长 8.5~11 厘米，柱头 3 裂。蒴果矩圆形，长 4.5~6 厘米，宽约 3.5 厘米，有棱，具多数种子。花期 5~6 月，果期 9~10 月。

【采集加工】秋季采挖，洗净，剥取鳞叶，置沸水中略烫，干燥。

【性味功能】甘、苦，微寒。鳞茎：润肺止嗽，清热安神；治咳嗽，咯血，心烦不宁，面部疔，痈，疖，无名肿毒。花：清热利咽；治咳嗽音哑。

【用法用量】6~12 克，水煎服。

119

阔叶山麦冬

【别　　名】大麦冬。

【来　　源】百合科植物阔叶山麦冬 *Liriope muscari* (Decne.) L. H. Bailey. 的块根（土麦冬）。

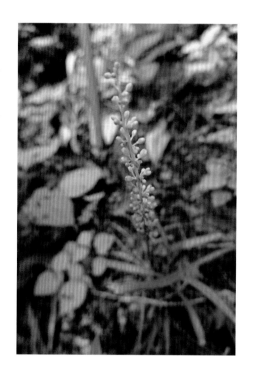

【原 植 物】根细长，分枝多，有时局部膨大成纺锤形的小块根，小块根长达 3.5 厘米，宽 7~8 毫米，肉质；根状茎短，木质。叶密集成丛，革质，长 25~65 厘米，宽 1~3.5 厘米，先端急尖或钝，基部渐狭，具 9~11 条脉，有明显的横脉，边缘几不粗糙。花葶通常长于叶，长 45~100 厘米；总状花序长（12~）25~40 厘米，具许多花；花（3~）4~8 朵簇生于苞片腋内；苞片小，近刚毛状，长 3~4 毫米，有时不明显；小苞片卵形，干膜质；花梗长 4~5 毫米，关节位于中部或中部偏上；花被片矩圆状披针形或近矩圆形，长约 3.5 毫米，先端钝，紫色或红紫色；花丝长约 1.5 毫米；花药近矩圆状披针形，长 1.5~2 毫米；子房近球形，花柱长约 2 毫米，柱头三齿裂。种子球形，直径 6~7 毫米，初期绿色，成熟时变黑紫色。花期 7~8 月，果期 9~11 月。

【采集加工】夏、秋季采收，剪去须根，鲜用或晒干。

【性味功能】甘、微苦，凉。养阴润肺，清心除烦，益胃生津。用于肺燥干咳，吐血，咯血，肺痿，肺痈，虚劳烦热，消渴，热病津伤，咽干，口燥，便秘。

【用法用量】6~12g，水煎服。

120.
麦 冬

【别　　名】麦门冬、小叶麦冬、韭叶麦冬、地麦冬、寸冬、沿阶草。

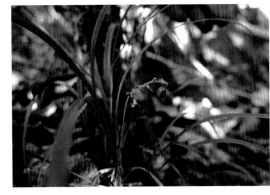

【来　　源】百合科植物麦冬 *Ophiopogon japonicus* (L. f.) Ker-Gawl. 的块根（麦冬）。

【原植物】根较粗，中间或近末端常膨大成椭圆形或纺锤形的小块根；小块根长1~1.5厘米，或更长些，宽5~10毫米，淡褐黄色；地下走茎细长，直径1~2毫米，节上具膜质的鞘。茎很短，叶基生成丛，禾叶状，长10~50厘米，少数更长些，宽1.5~3.5毫米，具3~7条脉，边缘具细锯齿。花葶长6~15（~27）厘米，通常比叶短得多，总状花序长2~5厘米，或有时更长些，具几朵至十几朵花；花单生或成对着生于苞片腋内；苞片披针形，先端渐尖，最下面的长可达7~8毫米；花梗长3~4毫米，关节位于中部以上或近中部；花被片常稍下垂而不展开，披针形，长约5毫米，白色或淡紫色；花药三角状披针形，长2.5~3毫米；花柱长约4毫米，较粗，宽约1毫米，基部宽阔，向上渐狭。种子球形，直径7~8毫米。花期5~8月，果期8~9月。

【采集加工】夏、秋季采收，剪去须根，鲜用或晒干。

【性味功能】甘、微苦，微寒。养阴润肺，清心除烦，益胃生津。用于肺燥干咳，吐血，咯血，肺痿，肺痈，虚劳烦热，消渴，热病津伤，咽干口燥，便秘。

【用法用量】6~15克，水煎服。

121.
山麦冬

【别　　名】土麦冬。

【来　　源】百合科植物山麦冬 *Liriope spicata* (Thunb.) Lour. 的块根（山麦冬）。

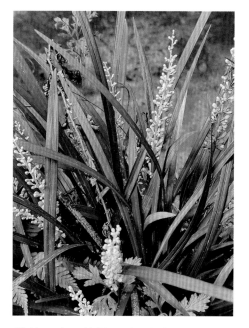

【原 植 物】植株有时丛生；根稍粗，直径1~2毫米，有时分枝多，近末端处常膨大成矩圆形、椭圆形或纺锤形的肉质小块根；根状茎短，木质，具地下走茎。叶长25~60厘米，宽4~6（~8）毫米，先端急尖或钝，基部常包以褐色的叶鞘，上面深绿色，背面粉绿色，具5条脉，中脉比较明显，边缘具细锯齿。花葶通常长于或几等长于叶，少数稍短于叶，长25~65厘米；总状花序长6~15（~20）厘米，具多数花；花通常（2~）3~5朵簇生于苞片腋内；苞片小，披针形，最下面的长4~5毫米，干膜质；花梗长约4毫米，关节位于中部以上或近顶端；花被片矩圆形、矩圆状披针形，长4~5毫米，先端钝圆，淡紫色或淡蓝色；花丝长约2毫米；花药狭矩圆形，长约2毫米；子房近球形，花柱长约2毫米，稍弯，柱头不明显。种子近球形，直径约5毫米。花期5~7月，果期8~10月。

【采集加工】夏、秋季采收，剪去须根，鲜用或晒干。

【性味功能】甘，微苦，凉。养阴润肺，清心除烦，益胃生津。用于肺燥干咳，吐血，咯血，肺痿，肺痈，虚劳烦热，消渴，热病津伤，咽干，口燥，便秘。

【用法用量】6~12克，水煎服。

122
多花黄精

【别　　名】山姜、野生姜、姜形黄精、南黄精、黄精姜、竹姜、野姜、黄精。

【来　　源】百合科植物多花黄精 *Polygonatum cyrtonema* Hua. 的根茎（黄精）。

【原 植 物】根状茎肥厚，通常连珠状或结节成块，少有近圆柱形，直径1~2厘米。茎高50~100厘米，通常具10~15枚叶。叶互生，椭圆形、卵状披针形

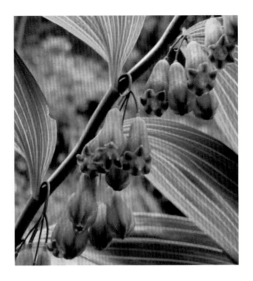

至矩圆状披针形，少有稍作镰状弯曲，长 10~18 厘米，宽 2~7 厘米，先端尖至渐尖。花序具（1~）2~7（~14）花，伞形，总花梗长 1~4（~6）厘米，花梗长 0.5~1.5（~3）厘米；苞片微小，位于花梗中部以下，或不存在；花被黄绿色，全长 18~25 毫米，裂片长约 3 毫米；花丝长 3~4 毫米，两侧扁或稍扁，具乳头状突起至具短绵毛，顶端稍膨大乃至具囊状突起，花药长 3.5~4 毫米；子房长 3~6 毫米，花柱长 12~15 毫米。浆果黑色，直径约 1 厘米，具 3~9 颗种子。花期 5~6 月，果期 8~10 月。

【采集加工】春、秋季采收，去掉茎秆及须根，入沸水中稍烫或蒸到透心后，晒干或烘干。

【性味功能】甘，平。补气养阴，健脾，润肺，益肾。用于脾虚胃弱，体倦乏力，口干食少，肺虚燥咳，精血不足，内热消渴。

【用法用量】10~15 克，水煎服；外用适量，煎水洗或熬膏涂患处。

123. 玉竹

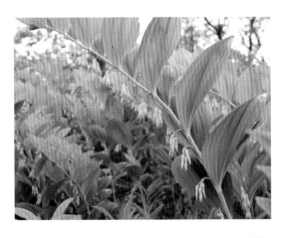

【别　　名】萎蕤、长山姜、铃铛菜、尾参、地管子。

【来　　源】百合科植物玉竹 *Polygonatum odoratum* (Mill.) Druce 的根茎（玉竹）。

【原 植 物】根状茎圆柱形，直径 5~14 毫米。茎高 20~50 厘米，具 7~12 叶。叶互生，椭圆形至卵状矩圆形，长 5~12 厘米，宽 3~16 厘米，先端尖，下面带灰白色，下面脉上平滑至呈乳头状粗糙。花序具 1~4 花（在栽培情况下，可多至 8 朵），总花梗（单花时为花梗）长 1~1.5 厘米，无苞片或有条状披针形苞片；花被黄绿色至白色，全长 13~20 毫米，花被筒较直，裂片长 3~4 毫米；花丝丝状，近平滑至具乳头状突起，花药长约 4 毫米；子房长 3~4 毫米，花柱长 10~14 毫米。浆果蓝黑色，直径 7~10 毫米，具 7~9 颗种子。花期 5~6 月，果期 7~9 月。

【采集加工】秋季采挖，除去须根，洗净，晒至柔软后，反复揉搓、晾晒至无硬心，晒干；或蒸透后，揉至半透明，晒干。

【性味功能】甘，微寒。养阴润燥，生津止渴。常用于肺胃阴伤，燥热咳嗽，咽干口渴，内热消渴。

【用法用量】6~12 克，水煎服。

124.
牛尾菜

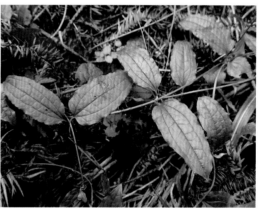

【别　　名】七层楼、草菝葜、牛尾结、大通筋。

【来　　源】百合科植物牛尾菜 *Smilax riparia* A. DC. 的根（伸筋草）。

【原 植 物】多年生草质藤本。茎长 1~2 米，中空，有少量髓，干后凹瘪并具槽。叶比上种厚，形状变化较大，长 7~15 厘米，宽 2.5~11 厘米，下面绿色，无毛；叶柄长 7~20 毫米，通常在中部以下有卷须。伞形花序总花梗较纤细，长 3~5（~10）厘米；小苞片长 1~2 毫米，在花期一般不落；雌花比雄花略小，不具或具钻形退化雄蕊。浆果直径 7~9 毫米。花期 6~7 月，果期 10 月。

【采集加工】全年均可采收，鲜用或晒干。

【性味功能】甘，平。祛风利湿，通经活络。用于风湿关节痛，坐骨神经痛，腰痛，乳糜尿，泌尿系统感染，闭经，跌打损伤等。

【用法用量】9~15 克，水煎服；外用适量，捣烂敷患处。

125.
薯蓣

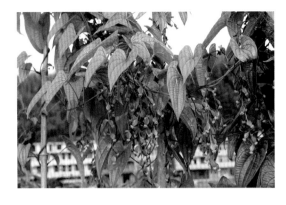

【别　　名】金薯、山药、淮山、山薯仔。

【来　　源】薯蓣科植物薯蓣 *Dioscorea opposita* Turczaninow 的根茎（山药）。

【原　植　物】缠绕草质藤本。块茎长圆柱形，垂直生长，长可达1米多，断面干时白色。茎通常带紫红色，右旋，无毛。单叶，在茎下部的互生，中部以上的对生，很少3叶轮生；叶片变异大，卵状三角形至宽卵形或戟形，长3~9（~16）厘米，宽2~7（~14）厘米，顶端渐尖，基部深心形、宽心形或近截形，边缘常3浅裂至3深裂，中裂片卵状椭圆形至披针形，侧裂片耳状，圆形、近方形至长圆形；幼苗时一般叶片为宽卵形或卵圆形，基部深心形。叶腋内常有珠芽。雌雄异株。雄花序为穗状花序，长2~8厘米，近直立，2~8个着生于叶腋，偶尔呈圆锥状排列；花序轴明显呈"之"字状曲折；苞片和花被片有紫褐色斑点；雄花的外轮花被片为宽卵形，内轮卵形，较小；雄蕊6。雌花序为穗状花序，1~3个着生于叶腋。蒴果不反折，三棱状扁圆形或三棱状圆形，长1.2~2厘米，宽1.5~3厘米，外面有白粉；种子着生于每室中轴中部，四周有膜质翅。花期6~9月，果期7~11月。

【采集加工】冬季茎叶枯萎后采挖，切去根头，洗净，除去外皮和须根，干燥，或趁鲜切厚片，干燥，晒干。

【性味功能】甘，平。健脾止泻，补脾益肾。主治泄泻，久痢，咳嗽，糖尿病，遗精，小便频数，带下，小儿疳积，中耳炎，痈。

【用法用量】10~30克，水煎服。

126.
射干

【别　　名】扁竹花根、斑竹花、蝴蝶花、乌扇、扁竹花。

【来　　源】鸢尾科植物射干 *Belamcanda chinensis* (L.) Redouté 的根茎（射干）。

【原 植 物】多年生草本。根状茎为不规则的块状，斜伸，黄色或黄褐色；须根多数，带黄色。茎高 1~1.5 米，实心。叶互生，嵌迭状排列，剑形，长 20~60 厘米，宽 2~4 厘米，基部鞘状抱茎，顶端渐尖，无中脉。花序顶生，叉状分枝，每分枝的顶端聚生有数朵花；花梗细，长约 1.5 厘米；花梗及花序的分枝处均包有膜质的苞片，苞片披针形或卵圆形；花橙红色，散生紫褐色的

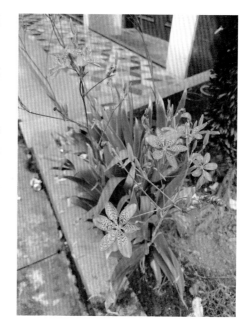

斑点，直径 4~5 厘米；花被裂片 6，2 轮排列，外轮花被裂片倒卵形或长椭圆形，长约 2.5 厘米，宽约 1 厘米，顶端钝圆或微凹，基部楔形，内轮较外轮花被裂片略短而狭；雄蕊 3，长 1.8~2 厘米，着生于外花被裂片的基部，花药条形，外向开裂，花丝近圆柱形，基部稍扁而宽；花柱上部稍扁，顶端 3 裂，裂片边缘略向外卷，有细而短的毛，子房下位，倒卵形，3 室，中轴胎座，胚珠多数。蒴果倒卵形或长椭圆形，长 2.5~3 厘米，直径 1.5~2.5 厘米，顶端无喙，常残存有凋萎的花被，成熟时室背开裂，果瓣外翻，中央有直立的果轴；种子圆球形，黑紫色，有光泽，直径约 5 毫米，着生在果轴上。花期 6~8 月，果期 7~9 月。

【采集加工】全年可采，除去须根，鲜用或晒干。

【性味功能】苦，寒。清咽，消肿，解毒。主治扁桃体炎、咽喉炎、白喉、声门水肿、咳喘气逆、颈淋巴结肿大、腮腺炎、睾丸炎、乳腺炎、牙疳、疮毒肿痛。

【用法用量】5~10 克，水煎服；外用适量，捣烂敷或煎水洗患处。

127.
薏　苡

【别　　　名】薏仁、薏米、大麦珠、朝珠、罗米珠子。

【来　　　源】禾本科植物薏苡 *Coix lacryma-jobi* L. 的种仁（薏苡仁）。

【原 植 物】一年生粗壮草本。须根黄白色，海绵质，直径约3毫米。秆直立丛生，高1~2米，具10多节，节多分枝。叶鞘短于其节间，无毛；叶舌干膜质，长约1毫米；叶片扁平宽大，开展，长10~40厘米，宽1.5~3厘米，基部圆形或近心形，中脉粗厚，在下面隆起，边缘粗糙，通常无毛。总状花序腋生成束，长4~10厘米，直立或下垂，具长梗。雌小穗位于花序之下部，外面包以骨质念珠状之总苞，总苞卵圆形，长7~10毫米，直径6~8毫米，珐琅质，坚硬，有光泽；第一颖卵圆形，顶端渐尖呈喙状，具10余脉，包围着第二颖及第一外稃；第二外稃短于颖，具3脉，第二内稃较小；雄蕊常退化；雌蕊具细长之柱头，从总苞之顶端伸出，颖果小，含淀粉少，常不饱满。雄小穗2~3对，着生于总状花序上部，长1~2厘米；无柄雄小穗长6~7毫米，第一颖草质，边缘内折成脊，具有不等宽之翼，顶端钝，具多数脉，第二颖舟形；外稃与内稃膜质；第一及第二小花常具雄蕊3枚，花药橘黄色，长4~5毫米；有柄雄小穗与无柄者相似，或较小而呈不同程度的退化。花果期6~12月。

【采集加工】秋季果实成熟时采割植株，晒干，打下果实，再晒干，除去外壳，黄褐色种皮和杂质，收集种仁。

【性味功能】甘、淡，凉。健脾补肺，渗湿利水。治脚气，水肿，肺脓肿，肋膜炎，泄泻，荨麻疹，扁平疣，湿疹，过敏性鼻窦炎。孕妇慎用。

【用法用量】9~30克，水煎服。

128.

白　茅

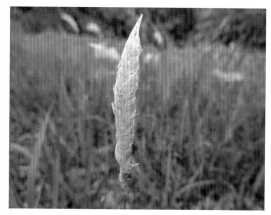

【别　　名】茅根、白茅根、茅蔗根、
含草根、禾蓉根。

【来　　源】禾本科植物白茅 *Imperata
cylindrica* (L.) Beauv. 的
根茎（白茅根）。

【原 植 物】多年生，具粗壮的长根
状茎。秆直立，高 30~80 厘米，具 1~3 节，节无毛。叶鞘聚集于秆基，
甚长于其节间，质地较厚，老后破碎呈纤维状；叶舌膜质，长约 2 毫米，
紧贴其背部或鞘口具柔毛，分蘖叶片长约 20 厘米，宽约 8 毫米，扁平，
质地较薄；秆生叶片长 1~3 厘米，窄线形，通常内卷，顶端渐尖呈刺状，
下部渐窄，或具柄，质硬，被有白粉，基部上面具柔毛。圆锥花序稠密，
长 20 厘米，宽达 3 厘米，小穗长 4.5~5（~6）毫米，基盘具长 12~16 毫
米的丝状柔毛；两颖草质及边缘膜质，近相等，具 5~9 脉，顶端渐尖
或稍钝，常具纤毛，脉间疏生长丝状毛，第一外稃卵状披针形，长为
颖片的 2/3，透明膜质，无脉，顶端尖或齿裂，第二外稃与其内稃近
相等，长约为颖之半，卵圆形，顶端具齿裂及纤毛；雄蕊 2 枚，花药
长 3~4 毫米；花柱细长，基部多少连合，柱头 2，紫黑色，羽状，长
约 4 毫米，自小穗顶端伸出。颖果椭圆形，长约 1 毫米，胚长为颖果
之半。花果期 4~6 月。

【采集加工】春、秋季采挖，洗净，晒干，除去须根和膜质叶鞘，捆成小把。

【性味功能】甘，凉。清热利尿，凉血止血，生津止渴。治麻疹高热，鼻衄，急性传
染性肝炎，肾炎，高血压，中暑，咯血，血淋，白浊，血崩，小儿夏季热，
口腔炎，血小板减少性紫癜。

【用法用量】9~30 克，水煎服。

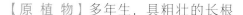

129.

淡竹叶

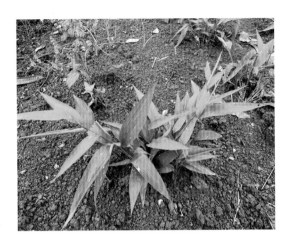

【别　　名】麦冬、竹叶麦冬、青竹叶、淡竹草、竹叶粘、竹下卵。

【来　　源】禾本科植物淡竹叶 *Lophatherum gracile* Brongn. 的叶（淡竹叶）、根（淡竹叶）。

【原 植 物】多年生，具木质根头。须根中部膨大呈纺锤形小块根。秆直立，疏丛生，高 40~80 厘米，具 5~6 节。叶鞘平滑或外侧边缘具纤毛；叶舌质硬，长 0.5~1 毫米，褐色，背有糙毛；叶片披针形，长 6~20 厘米，宽 1.5~2.5 厘米，具横脉，有时被柔毛或疣基小刺毛，基部收窄成柄状。圆锥花序长 12~25 厘米，分枝斜升或开展，长 5~10 厘米；小穗线状披针形，长 7~12 毫米，宽 1.5~2 毫米，具极短柄；颖顶端钝，具 5 脉，边缘膜质，第一颖长 3~4.5 毫米，第二颖长 4.5~5 毫米；第一外稃长 5~6.5 毫米，宽约 3 毫米，具 7 脉，顶端具尖头，内稃较短，其后具长约 3 毫米的小穗轴；不育外稃向上渐狭小，互相密集包卷，顶端具长约 1.5 毫米的短芒；雄蕊 2 枚。颖果长椭圆形。花果期 6~10 月。

【采集加工】全年均可采收，晒干。

【性味功能】甘、淡，微寒。根：清热止咳；治咳嗽，咽痛。叶：清热除烦，利尿；治热病烦渴，淋病，口腔糜烂。

【用法用量】6~15 克，水煎服。

130.

菖蒲

【别　　名】白菖蒲、水菖蒲、臭草、臭蒲、土菖蒲、泥菖蒲。

【来　　源】天南星科植物菖蒲 *Acorus calamus* L. 的根茎（菖蒲）。

【原 植 物】多年生草本。根茎横走，稍扁，分枝，直径 5~10 毫米，外皮黄褐色，芳香，

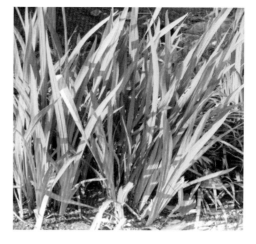

肉质根多数，长 5~6 厘米，具毛发状须根。叶基生，基部两侧膜质叶鞘宽 4~5 毫米，向上渐狭，至叶长 1/3 处渐行消失、脱落。叶片剑状线形，长 90~100（~150）厘米，中部宽 1~2（~3）厘米，基部宽、对褶，中部以上渐狭，草质，绿色，光亮；中肋在两面均明显隆起，侧脉 3~5 对，平行，纤弱，大都伸延至叶尖。花序柄三棱形，长（15~）40~50 厘米；叶状佛焰苞剑状线形，长 30~40 厘米；肉穗花序斜向上或近直立，狭锥状圆柱形，长 4.5~6.5（~8）厘米，直径 6~12 毫米。花黄绿色，花被片长约 2.5 毫米，宽约 1 毫米；花丝长 2.5 毫米，宽约 1 毫米；子房长圆柱形，长 3 毫米，粗 1.25 毫米。浆果长圆形，红色。花期（2~）6~9 月。

【采集加工】全年可采，除去杂质，洗净，鲜用或晒干。

【性味功能】苦、辛，温。化痰，开窍，健脾，利湿。用于癫痫，惊悸健忘，神志不清，湿滞痞胀，泄泻痢疾，风湿疼痛，痈肿疥疮。

【用法用量】3~6 克，水煎服；外用适量，煎水洗或研末调敷患处。

131.
石菖蒲

【别　　名】九节菖蒲、溪菖蒲、碧柏、凌水档、溪荪、毕芨。

【来　　源】天南星科植物石菖蒲 *Acorus tatarinowii* 的根茎（石菖蒲）。

【原 植 物】多年生草本植物，其根茎具气味。叶全缘，排成二列，肉穗花序（佛焰花序），花梗绿色，佛焰苞叶状。

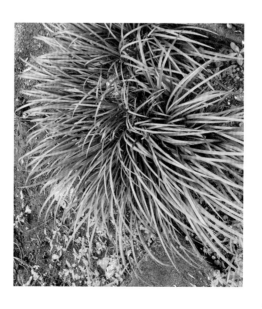

【采集加工】全年可采，除去杂质，洗净，鲜用或晒干。

【性味功能】辛，微温。辟秽开窍，理气豁痰，散风祛湿，解毒杀虫。主治胃痛，腹痛，癫痫，痰厥，胸闷，风湿关节痛，牙龈脓肿，湿疹，带状疱疹，腰扭伤。

【用法用量】3~6克，水煎服；外用适量，煎水洗或研末调敷患处。

132.
华山姜

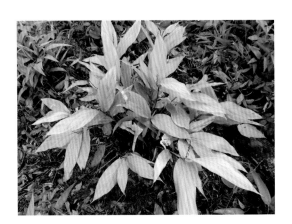

【别　　名】砂仁、建砂仁、箭杆风、廉姜。

【来　　源】姜科植物华山姜 *Alpinia oblongifolia* Hayata 的根茎、果实（廉姜）。

【原 植 物】株高约1米。叶披针形或卵状披针形，长20~30厘米，宽3~10厘米，顶端渐尖或尾状渐尖，基部渐狭，两面均无毛；叶柄长约5毫米；叶舌膜质，长4~10毫米，2裂，具缘毛。花组成狭圆锥花序，长15~30厘米，分枝短，长3~10毫米，其上有花2~4朵；小苞片长1~3毫米，花时脱落；花白色，萼管状，长5毫米，顶端具3齿；花冠管略超出，花冠裂片长圆形，长约6毫米，后方的1枚稍较大，兜状；唇瓣卵形，长6~7毫米，顶端微凹，侧生退化雄蕊2枚，钻状，长约1毫米；花丝长约5毫米，花药长约3毫米；子房无毛。果球形，直径5~8毫米。花期5~7月，果期6~12月。

【采集加工】根茎：秋、冬季采挖，除去须根和泥沙，晒干。果实：夏、秋季果实成熟时采收，晒干。

【性味功能】根茎：辛，温；温中消食，散寒止痛，活血，止咳平喘；主治胃寒冷痛，噎膈吐逆，腹痛泄泻，消化不良，风湿关节冷痛，跌打损伤，风寒咳喘。种子：治胃痛，胸腹胀痛，呕吐，泄泻，哮喘。

【用法用量】3~10克，水煎服。

133. 山姜

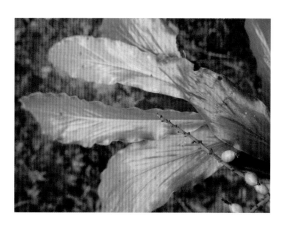

【别　　名】砂仁、建砂仁、福建土
砂仁、土砂仁、土良姜、
山姜头、土三七。

【来　　源】姜科植物山姜 *Alpinia
japonica* (Thunb.) Miq. 的
果实（建砂仁）。

【原 植 物】株高35~70厘米，具横生、分枝的根茎；叶片通常2~5片，叶片披针形、
倒披针形或狭长椭圆形，长25~40厘米，宽4~7厘米，两端渐尖，顶
端具小尖头，两面，特别是叶背被短柔毛，近无柄至具长达2厘米的
叶柄；叶舌2裂，长约2毫米，被短柔毛。总状花序顶生，长15~30厘米，
花序轴密生绒毛；总苞片披针形，长约9厘米，开花时脱落；小苞片极小，
早落；花通常2朵聚生，在2朵花之间常有退化的小花残迹可见；小花
梗长约2毫米；花萼棒状，长1~1.2厘米，被短柔毛，顶端3齿裂；花
冠管长约1厘米，被小疏柔毛，花冠裂片长圆形，长约1厘米，外被绒毛，
后方的一枚兜状；侧生退化雄蕊线形，长约5毫米；唇瓣卵形，宽约6
毫米，白色而具红色脉纹，顶端2裂，边缘具不整齐缺刻；雄蕊长1.2~1.4
厘米；子房密被绒毛。果球形或椭圆形，直径1~1.5厘米，被短柔毛，
熟时橙红色，顶有宿存的萼筒；种子多角形，长约5毫米，径约3毫米，
有樟脑味。花期4~8月，果期7~12月。

【采集加工】夏、秋季果实成熟时采收，晒干。

【性味功能】辛，温。祛风行气，温中止痛。根茎：治风湿关节痛；种子：治胃痛，
胸腹胀痛，呕吐，泄泻，哮喘。

【用法用量】3~6克，水煎服。

134. 姜

【别　　名】姜头、生姜。

【来　　源】姜科植物姜 Zingiber officinale Roscoe 的根茎（生姜）。

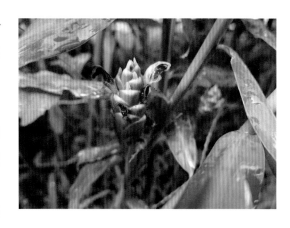

【原 植 物】株高0.5~1米；根茎肥厚，多分枝，有芳香及辛辣味。叶片披针形或线状披针形，长15~30厘米，宽2~2.5厘米，无毛，无柄；叶舌膜质，长2~4毫米。总花梗长达25厘米；穗状花序球果状，长4~5厘米；苞片卵形，长约2.5厘米，淡绿色或边缘淡黄色，顶端有小尖头；花萼管长约1厘米；花冠黄绿色，管长2~2.5厘米，裂片披针形，长不及2厘米；唇瓣中央裂片长圆状倒卵形，短于花冠裂片，有紫色条纹及淡黄色斑点，侧裂片卵形，长约6毫米；雄蕊暗紫色，花药长约9毫米；药隔附属体钻状，长约7毫米。花期秋季。

【采集加工】秋、冬季采挖，除去须根和泥沙，切片，生用。

【性味功能】新鲜根茎：辛，温；发表散寒，安胃止呕，消痰止咳；治感冒，咳嗽，胃痛，呕吐，蛔虫性肠梗阻，风疹，食欲不振，冻疮。干燥根茎：辛，热；温阳，散寒，温中。

【用法用量】3~10克，水煎服。

135.

金线兰

【别　　名】金线莲、花叶开唇兰、金线草、金线石松、鸟人参。

【来　　源】兰科植物金线兰 Anoectochilus roxburghii (Wall.) Lindl. 的全草（金线兰）。

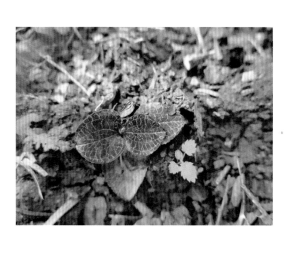

【原 植 物】植株高8~18厘米。根状茎匍匐，伸长，肉质，具节，节上生根。茎直

立，肉质，圆柱形，具（2~）3~4 枚叶。叶片卵圆形或卵形，长 1.3~3.5厘米，宽 0.8~3 厘米，上面暗紫色或黑紫色，具金红色带有绢丝光泽的美丽网脉，背面淡紫红色，先端近急尖或稍钝，基部近截形或圆形，骤狭成柄；叶柄长 4~10 毫米，基部扩大成抱茎的鞘。总状花序具 2~6朵花，长 3~5 厘米；花序轴淡红色，和花序梗均被柔毛，花序梗具 2~3枚鞘苞片；花苞片淡红色，卵状披针形或披针形，长 6~9 毫米，宽 3~5毫米，先端长渐尖，长约为子房长的 2/3；子房长圆柱形，不扭转，被柔毛，连花梗长 1~1.3 厘米；花白色或淡红色，不倒置（唇瓣位于上方）；萼片背面被柔毛，中萼片卵形，凹陷呈舟状，长约 6 毫米，宽 2.5~3 毫米，先端渐尖，与花瓣黏合呈兜状；侧萼片张开，偏斜的近长圆形或长圆状椭圆形，长 7~8 毫米，宽 2.5~3 毫米，先端稍尖；花瓣质地薄，近镰刀状，与中萼片等长；唇瓣长约 12 毫米，呈"Y"字形，基部具距圆锥状，前部扩大并 2 裂，其裂片近长圆形或近楔状长圆形，长约 6 毫米，宽 1.5~2毫米，全缘，先端钝，中部收狭成长 4~5 的爪，其两侧各具 6~8 条长4~6 毫米的流苏状细裂条，距长 5~6 毫米，上举指向唇瓣，末端 2 浅裂，内侧在靠近距口处具 2 枚肉质的胼胝体；蕊柱短，长约 2.5 毫米，前面两侧各具 1 枚宽、片状的附属物；花药卵形，长 4 毫米；蕊喙直立，叉状 2 裂；柱头 2 个，离生，位于蕊喙基部两侧。花期（8~）9~11（~12）月。

【采集加工】秋季采收，洗净，鲜用或晒干。

【性味功能】甘，平。清热凉血，消肿解毒，润肺止咳。用于咯血，咳嗽痰喘，结核性脑膜炎，肾炎，膀胱炎，糖尿病，乳糜尿，血尿，泌尿道结石，风湿性关节炎，小儿急惊风，小儿破伤风等。

【用法用量】内服：煎汤，9~15 克。外用：适量，鲜品捣敷。

136 广东石豆兰

【别　　名】石橄榄、瓜子还阳、石豆、石珠。

【来　　源】兰科植物广东石豆兰 *Bulbophyllum kwangtungense* Schltr. 的全草（广石豆兰）。

【原 植 物】根状茎粗约 2 毫米，当年生的常被筒状鞘，在每相隔 2~7 厘米处生 1 个假鳞茎。根出自生有假鳞茎的根状茎节上。假鳞茎直立，圆柱状，长1~2.5厘米，中部粗2~5毫米，顶生1枚叶，幼时被膜质鞘。叶革质，长圆形，通常长约2.5厘米，最长达4.7厘米，中部宽5~14毫米，先端圆钝并且稍凹入，基部具长1~2毫米的柄。花葶1个，从假鳞茎基部或靠近假鳞茎基部的根状茎节上发出，直立，纤

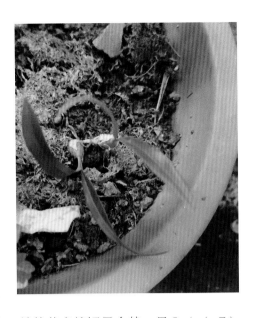

细，远高出叶外，长达9.5厘米，总状花序缩短呈伞状，具2~4（~7）朵花；花序柄粗约0.5毫米，疏生3~5枚鞘；鞘膜质，筒状，长约5毫米，紧抱于花序柄；花苞片狭披针形，比花梗连同子房短或有时稍长；花淡黄色；萼片离生，狭披针形，长8~10毫米，基部上方宽1~1.3毫米，先端长渐尖，中部以上（约占整个萼片长的3/5）两侧边缘内卷，具3条脉；侧萼片比中萼片稍长，基部1/5~2/5贴生于蕊柱足上，萼囊很不明显；花瓣狭卵状披针形，长4~5毫米，中部宽约0.4毫米，逐渐向先端变狭，先端长渐尖，具1条脉或不明显的3条脉，仅中肋到达先端，边缘全缘；唇瓣肉质，狭披针形，向外伸展，长约1.5毫米，中部宽0.4毫米，先端钝，中部以下具凹槽，上面具2~3条小的龙骨脊，其在唇瓣中部以上汇合成1条粗厚的脊；蕊柱长约0.5毫米；蕊柱齿牙齿状，长约0.2毫米；蕊柱足长约0.5毫米，其分离部分长约0.1毫米；药帽前端稍伸长，先端截形并且多少向上翘起，上面密生细乳突。花期5~8月。

【采集加工】夏、秋季采收，鲜用或蒸后晒干。

【性味功能】甘、淡，寒。滋阴润肺，止咳化痰，清热消肿。用于咽喉肿痛，乳蛾，口疮，高热口渴，乳痈，咳嗽痰喘，顿咳，肺痨，吐血，咯血，风湿痹痛，跌打损伤等。

【用法用量】内服：煎汤，6~12克。外用：适量，捣敷。

137
细茎石斛

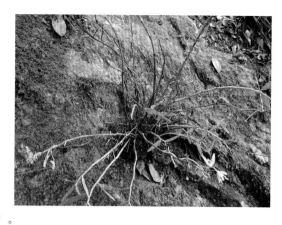

【别　　名】石斛、小石斛、小环草、
铜皮兰、铜皮石斛、铜
吊兰。

【来　　源】兰科植物细茎石斛
Dendrobium moniliforme
(L.) Sw. 的茎（细茎石斛）。

【原 植 物】茎直立，细圆柱形，通常长 10~20 厘米，或更长，粗 3~5 毫米，具多节，
节间长 2~4 厘米，干后金黄色或黄色带深灰色。叶数枚，二列，常互
生于茎的中部以上，披针形或长圆形，长 3~4.5 厘米，宽 5~10 毫米，
先端钝并且稍不等侧 2 裂，基部下延为抱茎的鞘；总状花序 2 至数个，
生于茎中部以上具叶和落了叶的老茎上，通常具 1~3 花；花序柄长 3~5
毫米；花苞片干膜质，浅白色带褐色斑块，卵形，长 3~4（~8）毫米，
宽 2~3 毫米，先端钝；花梗和子房纤细，长 1~2.5 厘米；花黄绿色、白
色或白色带淡紫红色，有时芳香；萼片和花瓣相似，卵状长圆形或卵
状披针形，长（1~）1.3~1.7（~2.3）厘米，宽（1.5~）3~4（~8）毫米，
先端锐尖或钝，具 5 条脉；侧萼片基部歪斜而贴生于蕊柱足；萼囊圆锥形，
长 4~5 毫米，宽约 5 毫米，末端钝；花瓣通常比萼片稍宽；唇瓣白色、
淡黄绿色或绿白色，带淡褐色或紫红色至浅黄色斑块，整体轮廓卵状
披针形，比萼片稍短，基部楔形，3 裂；侧裂片半圆形，直立，围抱蕊柱，
边缘全缘或具不规则的齿；中裂片卵状披针形，先端锐尖或稍钝，全缘，
无毛；唇盘在两侧裂片之间密布短柔毛，基部常具 1 个椭圆形胼胝体，
近中裂片基部通常具 1 个紫红色、淡褐色或浅黄色的斑块；蕊柱白色，
长约 3 毫米；药帽白色或淡黄色，圆锥形，顶端不裂，有时被细乳突；
蕊柱足基部常具紫红色条纹，无毛或有时具毛。花期通常 3~5 月。

【采集加工】全年均可采收，鲜用者除去根及泥沙；干用者采收后，除去杂质，用开
水略烫或烘软，再边搓边烘晒，至叶鞘搓净，干燥。

【性味功能】甘、淡，寒。用于热病伤津，痨伤咯血，口干烦渴，病后虚热，食欲不振等。

【用法用量】6~12 克，鲜品 15~30 克。水煎服。

138. 铁皮石斛

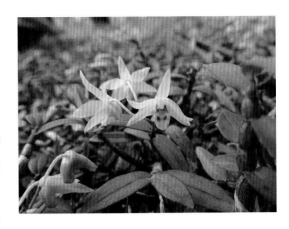

【别　　名】石斛、铁皮兰、黑节草。

【来　　源】兰科植物铁皮石斛 *Dendrobium officinale* Kimura et Migo 的茎（铁皮石斛）。

【原植物】茎直立，圆柱形，长 9~35 厘米，粗 2~4 毫米，不分枝，具多节，节间长 1.3~1.7 厘米，常在中部以上互生 3~5 枚叶；叶二列，纸质，长圆状披针形，长 3~4（~7）厘米，宽 9~11（~15）毫米，先端钝并且多少钩转，基部下延为抱茎的鞘，边缘和中肋常带淡紫色；叶鞘常具紫斑，老时其上缘与茎松离而张开，并且与节留下 1 个环状铁青的间隙。总状花序常从落了叶的老茎上部发出，具 2~3 朵花；花序柄长 5~10 毫米，基部具 2~3 枚短鞘；花序轴回折状弯曲，长 2~4 厘米；花苞片干膜质，浅白色，卵形，长 5~7 毫米，先端稍钝；花梗和子房长 2~2.5 厘米；萼片和花瓣黄绿色，近相似，长圆状披针形，长约 1.8 厘米，宽 4~5 毫米，先端锐尖，具 5 条脉；侧萼片基部较宽阔，宽约 1 厘米；萼囊圆锥形，长约 5 毫米，末端圆形；唇瓣白色，基部具 1 个绿色或黄色的胼胝体，卵状披针形，比萼片稍短，中部反折，先端急尖，不裂或不明显 3 裂，中部以下两侧具紫红色条纹，边缘多少波状；唇盘密布细乳突状的毛，并且在中部以上具 1 个紫红色斑块；蕊柱黄绿色，长约 3 毫米，先端两侧各具 1 个紫点；蕊柱足黄绿色带紫红色条纹，疏生毛；药帽白色，长卵状三角形，长约 2.3 毫米，顶端近锐尖并且 2 裂。花期 3~6 月。

【采集加工】全年均可采收，鲜用者除去根及泥沙；干用者采收后，除去杂质，用开水略烫或烘软，再边搓边烘晒，至叶鞘搓净，干燥。

【性味功能】甘，微寒。益胃生津，滋阴清热。用于阴伤津亏，口干烦渴，食少干呕，病后虚热，目暗不明等。

【用法用量】6~12克，鲜品15~30克，水煎服。

139

细叶石仙桃

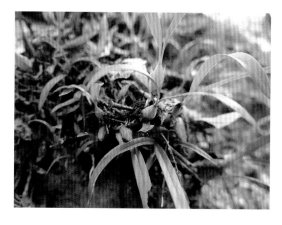

【别　　名】石橄榄、岩珠、双叶岩
珠、果上叶。

【来　　源】兰科植物细叶石仙桃
Pholidota cantonensis
Rolfe 的全草或假鳞茎
（小石仙桃）。

【原 植 物】根状茎匍匐，分枝，直径2.5~3.5毫米，密被鳞片状鞘，通常相距1~3
厘米生假鳞茎，节上疏生根；假鳞茎狭卵形至卵状长圆形，长1~2厘
米，宽5~8毫米，基部略收狭成幼嫩时为箨状鳞片所包，顶端生2叶。
叶线形或线状披针形，纸质，长2~8厘米，宽5~7毫米，先端短渐尖
或近急尖，边缘常多少外卷，基部收狭成柄；叶柄长2~7毫米。花葶
生于幼嫩假鳞茎顶端，发出时其基部连同幼叶均为鞘所包，长3~5厘
米；总状花序通常具10余朵花；花序轴不曲折；花苞片卵状长圆形，
早落；花梗和子房长2~3毫米；花小，白色或淡黄色，直径约4毫米；
中萼片卵状长圆形，长3~4毫米，宽约2毫米，多少呈舟状，先端钝，
背面略具龙骨状突起；侧萼片卵形，斜歪，略宽于中萼片；花瓣宽卵
状菱形或宽卵形，长、宽各2.8~3.2毫米；唇瓣宽椭圆形，长约3毫米，
宽4~5毫米，整个凹陷而成舟状，先端近截形或钝，唇盘上无附属物；
蕊柱粗短，长约2毫米，顶端两侧有翅；蕊喙小。蒴果倒卵形，长6~8
毫米，宽4~5毫米；果梗长2~3毫米。花期4月，果期8~9月。

【采集加工】夏、秋季采收，鲜用或晒干。

【性味功能】全草：滋阴降火，清热消肿；用于咽喉肿痛，乳蛾，口疮，高热口渴，
急性关节痛，乳痈。假鳞茎：微甘，凉；清热凉血，滋阴润肺；用于
热病高热，咯血，头痛，咳嗽痰喘，牙痛，小儿疝气，跌打损伤。

【用法用量】内服：煎汤，30~60克。外用：适量，鲜品捣敷。

附 录

沙县小吃药膳用药材本地名查询表

药膳类别	药材名	沙县本地名	植物名	科名	属名	入药部位
补益药膳	韭菜	韭菜	韭	百合科	葱属	全草
	黄精	山姜、野生姜	多花黄精	百合科	黄精属	根茎
	山麦冬	土麦冬	山麦冬	百合科	山麦冬属	块根
	阔叶麦冬	大麦冬	阔叶山麦冬	百合科	山麦冬属	块根
	麦冬	麦冬	麦冬	百合科	沿阶草属	块根
	黄豆	黄豆	大豆	豆科	大豆属	种子及制品
	虎尾轮	石参、虎尾轮、猫尾射	猫尾草	豆科	狸尾豆属	全草
	南烛	乌饭树、乌米饭树、萤零仔	南烛	杜鹃花科	越橘属	叶
	杜仲	杜仲	杜仲	杜仲科	杜仲属	树皮及叶
	红曲	红曲	籼稻	禾本科	稻属	果实
	白牛胆根	乌根	羊耳菊	菊科	旋覆花属	根
	栗	板栗	栗	壳斗科	栗属	种仁
	荞麦	三角麦、荞麦	荞麦	蓼科	荞麦属	全草、种子

药膳类别	药材名	沙县本地名	植物名	科名	属名	入药部位
补益药膳	柱兰	土人参	土人参	马齿苋科	土人参属	全草
	仙鹤草	仙鹤草、脱力草	龙芽草	蔷薇科	龙芽草属	全草
	莲子	莲子	莲	睡莲科	莲属	种子
	淫羊藿	乏力草、花力草	三枝九叶草、淫羊藿	小檗科	淫羊藿属	根及全草
	黄花倒水莲	黄花金龟、黄花远志	黄花倒水莲	远志科	远志属	根
	狭叶香港远志	金锁匙	狭叶香港远志	远志科	远志属	根
补益祛风药膳	天仙果	牛奶根	天仙果	桑科	榕属	根
	台湾榕	牛奶根	台湾榕	桑科	榕属	根
	五爪龙	五指毛桃、大号牛奶根	粗叶榕	桑科	榕属	根
	竹叶榕	竹叶牛奶树、小号牛奶根	竹叶榕	桑科	榕属	根
	变叶榕	牛奶根	变叶榕	桑科	榕属	根
解表药膳	薄荷	薄荷、亚荷	薄荷	唇形科	薄荷属	全草
	紫苏	红苏、白苏	紫苏	唇形科	紫苏属	叶或带叶小软枝
	芫荽	香菜	芫荽	伞形科	芫荽属	全草

226

227

药膳类别	药材名	沙县本地名	植物名	科名	属名	入药部位
解表药膳	石刁柏	芦笋、露笋	石刁柏	百合科	天门冬属	嫩茎
	败酱草	苦斋、苦苣	黄花败酱、攀倒甑	败酱科	败酱属	全草
	凉粉草	仙草、仙草冻、青草冻	凉粉草	唇形科	凉粉草属	全草
	夏枯草	夏枯草	夏枯草	唇形科	夏枯草属	果穗
	叶下珠	鸭母珠、阿妈珠	叶下珠	大戟科	叶下珠属	全草
	蕨	蕨、蕨菜	蕨	凤尾蕨科		地上部分
	白茅根	茅根	白茅	禾本科	白茅属	根茎
	淡竹叶	麦冬、竹叶麦冬	淡竹叶	禾本科	淡竹叶属	全草
	薏苡仁	薏仁米	薏苡	禾本科	薏苡属	根及种仁
	绞股蓝	七叶参	绞股蓝	葫芦科	绞股蓝属	全草
	冬葵	蕲菜	冬葵	锦葵科	锦葵属	全草
	木槿	饭汤花、饭汁花	木槿	锦葵科	木槿属	花、果、根、叶和皮
	苦地胆	丁公秋、地冬秋	地胆草	菊科	地胆草属	根或全草

药膳类别	药材名	沙县本地名	植物名	科名	属名	入药部位
清热药膳	马兰	白菊花	马兰	菊科	马兰属	全草
	野木耳菜	革命菜、红军菜	野茼蒿	菊科	野茼蒿属	全草
	金线兰	金线莲、金线兰	金线兰、花叶开唇兰	兰科	开唇兰属	全草
	广东豆兰	石橄榄	广东石豆兰	兰科	石豆兰属	全草或假鳞茎
	细茎石斛	石斛	细茎石斛	兰科	石斛属	全草
	小石仙桃	石仙桃、石橄榄	细叶石仙桃	兰科	石仙桃属	全草或假鳞茎
	香椿	桂、香椿	香椿	楝科	香椿属	叶、根皮、树皮
	马齿苋	蛇苋	马齿苋	马齿苋科	马齿苋属	全草
	地耳	地耳	念珠藻或其同属植物	念珠藻科	念珠藻属	藻体
	甜茶藤	白茶、藤茶、霉茶叶	显齿蛇葡萄	葡萄科	蛇葡萄属	嫩枝叶
	栀子根	黄衣根	栀子	茜草科	栀子属	根
	栀子	黄衣	栀子	茜草科	栀子属	果实
	枸杞叶	枸杞叶	枸杞	茄科	枸杞属	嫩茎叶
	白毛藤	生毛菜	白英	茄科	茄属	全草

228

229

药膳类别	药材名	沙县本地名	植物名	科名	属名	入药部位
清热药膳	荠菜	荠菜	荠	十字花科	荠属	全草
	荷叶	荷叶	莲	睡莲科	莲属	叶片
	藕节	藕节	莲	睡莲科	莲属	根茎
	十大功劳	土黄柏	十大功劳	小檗科	十大功劳属	根、茎、叶
	糯米根	蔓芒麻、乌蛇草、乌疗药、糯米团	糯米团	荨麻科	糯米团属	带根全草
	楮头红	蜂斗草、风鼓草	楮头红	野牡丹科	肉穗草属	全草
	地态	旱稔仔、枣稔仔	地态	野牡丹科	野牡丹属	全草
	萱草	金针菜、黄花菜、金针菜根	萱草	百合科	萱草属	花、根
	射干	扁竹花根、斑竹花、龙须根	射干	鸢尾科	射干属	根状茎
清热利湿药膳	虎杖	花斑竹、酸筒杆、大号蛇总管	虎杖	蓼科	虎杖属	根茎及根
	白马骨	六月雪	六月雪	茜草科	白马骨属	根
清热利尿药膳	车前草	八卦草、蛤蟆草	车前	车前科	车前属	全草

药膳类别	药材名	沙县本地名	植物名	科名	属名	入药部位
清热解毒药膳	白花蛇舌草	蛇舌草、蛇总管	白花蛇舌草	茜草科	耳草属	全草
	鱼腥草	吉朝	蕺菜	三白草科	蕺菜属	地上部分
	折耳根	吉朝根	蕺菜	三白草科	蕺菜属	根
祛风湿药膳	九龙藤	梅花藤、梅花入骨丹、加剪草	龙须藤	豆科	羊蹄甲属	藤
	山蒟	穿山龙、百灵草	山蒟	胡椒科	胡椒属	全草
	风藤	穿山龙、百灵草	细叶青蒌藤	胡椒科	胡椒属	全草
	瓜子藤	香藤仔	链珠藤	夹竹桃科	链珠藤属	全株
	肿节风	九节龙	草珊瑚	金栗兰科	草珊瑚属	全株或根
	臭牡丹	臭屎根	臭牡丹	马鞭草科	大青属	根
	过墙风	臭屎根	尖齿臭茉莉	马鞭草科	大青属	根
	白背枫	白的长尾花、白花醉鱼草	白背枫	马钱科	醉鱼草属	根
	盐肤木	蒲连盐、风轮盐、蜂轮盐	盐肤木	漆树科	盐肤木属	根
	粗叶木	粗叶木	粗叶木	茜草科	粗叶木属	根
	钩藤	钩藤	钩藤	茜草科	钩藤属	根

沙县小吃传统药膳

药膳类别	药材名	沙县本地名	植物名	科名	属名	入药部位
祛风湿药膳	羊角藤	鸟膝根、建巴戟	羊角藤	茜草科	巴戟天属	根或根皮
	接骨草	七叶洋姜、陆英	接骨草	忍冬科	接骨木属	根
	薜荔	凉粉果、石壁披	薜荔	桑科	榕属	果、全草
	黄鳝藤	黄鳝藤、老鼠藤、鸟根	多花勾儿茶	鼠李科	勾儿茶属	根
	山杜仲	黄杜仲、杜仲	疏花卫矛	卫矛科	卫矛属	根
	常春卫矛	白杜仲、杜仲	常春卫矛	卫矛科	卫矛属	根
	楤木	鸟不宿、鸟不踏	楤木	五加科	楤木属	茎皮或茎
	鸭脚茶	鸭脚茶	中华野海棠	野牡丹科	野海棠属	根
祛风药膳	牛尾菜	七层楼	牛尾菜	百合科	菝葜属	根及根茎
	蛇莓	蛇婆菜、蛇坡菜	蛇莓	蔷薇科	蛇莓属	全草
	朱砂根	大罗伞、雨伞子	朱砂根	紫金牛科	紫金牛属	根
祛湿药膳	野艾蒿	艾	野艾蒿	菊科	蒿属	全草
	佩兰	佩兰	佩兰	菊科	泽兰属	根或全草
	无花果	无花果	无花果	桑科	榕属	果、根、枝干
	穿破石	剥皮根、穿破石	构棘	桑科	柘属	根

药膳类别		药材名	沙县本地名	植物名	科名	属名	入药部位
驱虫药膳		廉姜	砂仁	华山姜	姜科	山姜属	根状茎
		建砂仁	砂仁	山姜	姜科	山姜属	根状茎
		竹叶椒	花椒	竹叶花椒	芸香科	花椒属	果实
		山苍子根	尖仔茵、山苍子	山鸡椒	樟科	木姜子属	根
理气药膳		罗勒	胡椒菜	罗勒	唇形科	罗勒属	全草
		刀豆	刀豆	刀豆	豆科	刀豆属	果实及种子
		毛大丁草	一枝香	毛大丁草	菊科	大丁草属	根或全草
		鸭脚艾	鸟冬菜、泥鳅菜、鳅菜	白苞蒿	菊科	蒿属	根或全草
		牡荆	洋吉利、黄荆、蒲荆	牡荆	马鞭草科	牡荆属	根、茎、叶
		乌药	乒乓积	乌药	樟科	山胡椒属	根
理血药膳		牛乃藤	鸡血藤	常春油麻藤	豆科	黧豆属	藤茎
补血药膳		红凤菜	南江苋、落功克	红凤菜	菊科	菊三七属	全草
活血药膳		地笋	地笋、草石蚕	泽兰	唇形科	地笋属	根茎
		虎刺	半夜根、绣花针、鸟不踏、老鼠刺	虎刺	茜草科	虎刺属	根

续表

药膳类别	药材名	沙县本地名	植物名	科名	属名	入药部位
活血药膳	金剑草	红藤仔、红根子	金剑草	茜草科	茜草属	根
	积雪草	乞丐婆碗、乞食碗	积雪草	伞形科	积雪草属	全草
经活血药膳调	大田基黄	红根仔、田柯、水柯、星宿菜	红根草	报春花科	珍珠菜属	全草
	益母草	红花艾、白花艾	益母草	唇形科	益母草属	全草
止咳祛痰药膳	鼠曲草	黄曲艾、鼠曲草	鼠麹草	菊科	鼠曲草属	全草
	百合	百合	野百合	百合科	百合属	鳞茎及花
平喘药膳	白果	爷孙树、银杏树、白果树	银杏	银杏科	银杏属	果仁
涩药敛膳固	金樱根	鸡厨奶根、鸡滴奶根	金樱子	蔷薇科	蔷薇属	根
	金樱子	鸡厨奶、鸡滴奶	金樱子	蔷薇科	蔷薇属	果实
开窍药膳	菖蒲	菖蒲、毕拨	菖蒲	天南星科	菖蒲属	根茎
	石菖蒲	菖蒲、毕拨	石菖蒲	天南星科	菖蒲属	根茎
养心安神药膳	景天三七	养心菜	费菜	景天科	景天属	根或全草

药膳类别	药材名	沙县本地名	植物名	科名	属名	入药部位
药膳明目	鸡眼草	蝇翅、小号蝇翼	鸡眼草	豆科	鸡眼草属	全草
药膳止痛	鸡屎藤	放屁藤、鸡屎藤、臭屁藤	鸡矢藤	茜草科	鸡矢藤属	全草
颜容美药膳	桃胶	桃胶	桃或山桃树	蔷薇科	桃属	树皮中分泌出来的树脂
药膳抗癌	毛花猕猴桃	山尼蛇、山毛桃、毛冬瓜	猕猴桃科	猕猴桃属	毛花猕猴桃	根